U0840783

澄江医学丛书

澄江医话

花海兵　王家豪◎主编

學苑出版社

图书在版编目（CIP）数据

澄江医话 / 花海兵，王家豪主编. -- 北京 : 学苑出版社，2025. 3. -- (澄江医学丛书). -- ISBN 978-7-5077-7093-3

Ⅰ. R249.7

中国国家版本馆 CIP 数据核字第 202505R42S 号

责任编辑：付国英
出版发行：学苑出版社
社　　址：北京市丰台区南方庄 2 号院 1 号楼
邮政编码：100079
网　　址：www.book001.com
电子邮箱：xueyuanpress@163.com
联系电话：010-67601101(营销部)　010-67603091(总编室)
印 刷 厂：廊坊市都印印刷有限公司
开本尺寸：787 mm × 1092 mm　1/16
印　　张：12.5
字　　数：195 千字
版　　次：2025 年 3 月第 1 版
印　　次：2025 年 3 月第 1 次印刷
定　　价：108.00 元

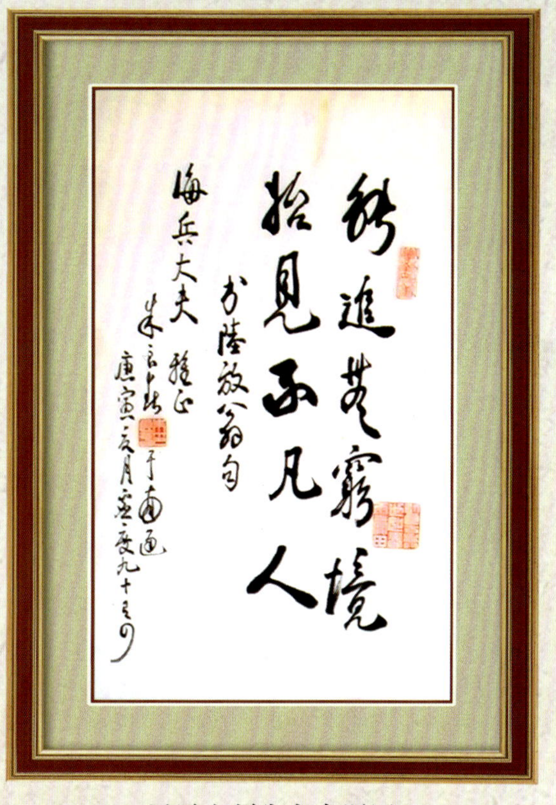

国医大师朱良春题词

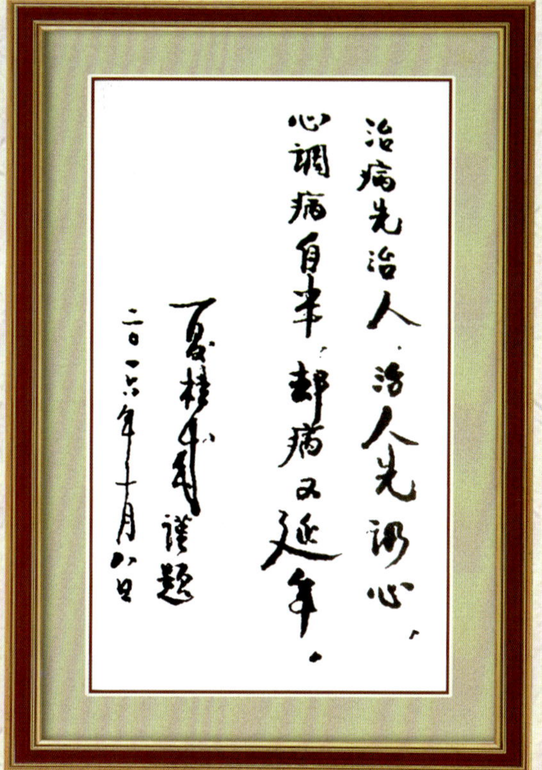

国医大师夏桂成题词

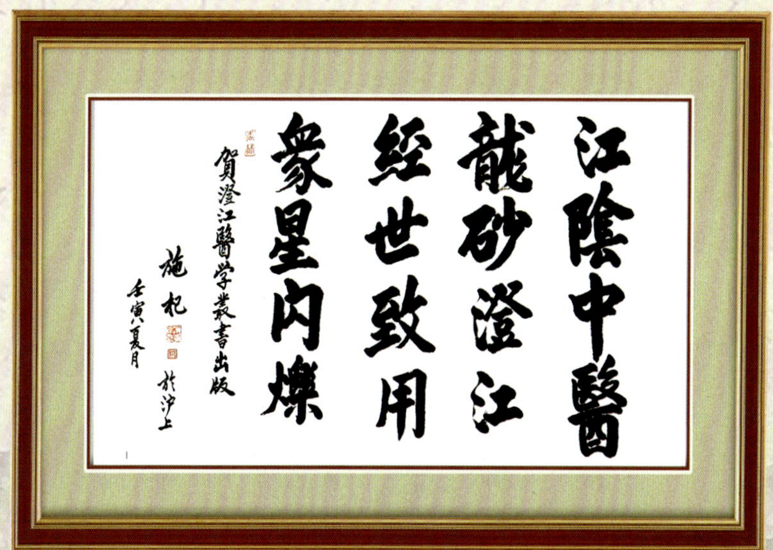

国医大师施杞题词

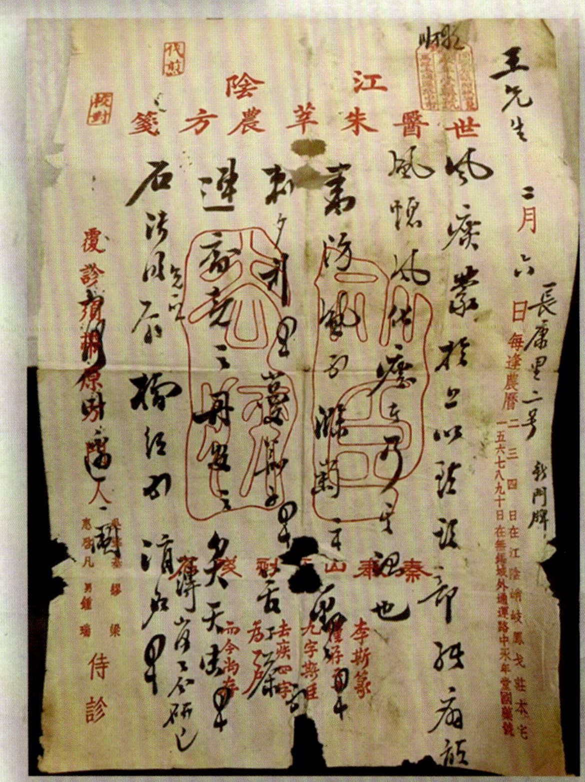

朱莘农处方签

《澄江医学丛书》

编 委 会

《澄江医学丛书》

夏　序

我是江阴籍人，离开江阴已经六十余载，虽已是鲐背之年，然每每听到故乡之事，总是激动不已。近悉《澄江医学丛书》即将问世，并邀我作序，欣然提笔，为此说些感受。

世人都知晓中医药学是国宝之一，在中华文明的历史长河中历经风霜雨雪的考验，经久不衰，傲然挺立，其因何在？翻开《周易》也许会使人豁然开朗，其中蕴含的深邃哲理，经过多少载仍然熠熠闪烁，不仅仅是医理，天地人之间的道理皆释然明了。

《澄江医学丛书》，以古称澄江的江阴为区域基点，将江阴中医有关的医史、医事、医案、医理、医论、文化以及师承等纳入研究体系。书中很多资料是未曾刊刻的抄本、孤本，系首度公开，弥足珍贵，这是中华医学瑰宝之一粟，流传下来，推广开来，极有意义！

抚今追昔，我早年在老师夏奕钧门下寒窗三年，打下《内经》《伤寒论》《金匮要略》《温病条辨》等古医籍的基础，后来有幸考入江苏省中医学校（现南京中医药大学）系统学习中医知识，毕业后留校在江苏省中医院一直工作至今，从内科改妇科，拜黄鹤秋老学习，受命编写教材、办师资班，并有幸接触协和葛秦生，多年来我面对复杂的病例苦苦钻研，不断探索，方在妇科领域有所成绩。澄江水哺育了一代代江阴人，江阴人也要一世世惠赠中华大地，今之以《澄江医学丛书》为契机，我们不只是撰写文章、书籍，更重要的是要去思考！中华民族要在世界上立于不败之地，我们肩上的重任则是发展中医药学，要活态传承，用现代科学技术和方法说清其中的科学道理。

新年伊始，习近平总书记要求我们发展中医药，我们是一定要响应的！同时我也借此序，向我家乡江阴的中医药父老兄弟们发出誓言，为了继承江阴中医之精粹，弘扬澄江医学，我们必须踔厉奋发，赓续前行，奋楫澄江！

国医大师　夏桂成教授

2023 年元旦于金陵

《澄江医学丛书》

王 序

“澄江”是江阴的代称，至今还设有澄江镇。不仅文人墨客将自己的著作冠以“澄江”作为书名，而且江阴医家也常以“澄江”标注自己的籍贯。“澄江”在江阴民众的心间打下了深深的烙印，大家以“澄江”为荣。

“澄江”自古为泰伯化育之邦，季子躬耕之地，文化源远流长。宋时即设贡院，元代创立“澄江书院”，清代改为“暨阳书院”。自明万历四十二年（1614）始，江苏（时为南直隶）学政即移驻江阴，按试八府三州秀才；至清光绪三十二年（1906）裁撤，共驻节钦命特任学政一百二十四任，江阴一时人文彬盛。清光绪八年（1882），江苏学政、兵部左侍郎黄体芳倡建“南菁书院”，光绪二十四年（1898），学政、左都御史瞿鸿机奏请照省城书院例将“南菁书院”改办高等学堂，其是创办最早的近代高等学堂之一。一省之学政不设于抚署之地，实属特例，少之又少。江阴以其特有的地理、交通、经济等优势，成为明清时期江苏的文化中心，真可谓“门墙桃李，布满天下”。受书院文化、学政文化的熏陶与浸润，江阴民众自古即有注重文化教育的传统，正所谓“以文化之”也。

江阴人杰地灵，代有才人，各领风骚；瑰奇灵秀，代生名医，乾嘉年间即有华士叶德培、姜学山、王钟岳等为代表的“龙砂八家”。江阴医家或以儒通医，或家传，或私塾，或师承，更是参与创立了现代中医函授和院校教育模式。柳宝诒是继叶、薛、吴、王之后的温病学家，完善伏气温病学说，创立“助阴托邪法”；曾设私塾教授门徒，受业者近百；《柳选四家医案》更是成了中医的案头书、教科书。

近代，薛文元、郭柏良、曹颖甫、章巨膺等江阴医家侨寓上海滩。薛文元、郭柏良先后担任上海中国医学院院长，培养莘莘学子近四百人，首批国医大师朱良春、颜德馨即毕业于该校；曹颖甫肄业于“南菁书院”，在丁甘仁创办的上海中医专门学校（后改为上海中医学院，现上海中医药大学前身）任职多年教务长，现代名医秦伯未、章次公、程门雪、张赞臣、严苍山、黄文东等，均为其门人；章巨膺为柳宝诒的再传弟子，不仅参与筹建上海国医学院，协助恽铁樵举办中医函授事务所，并受聘新中国医学院教务长，何任、王玉润、钱伯文、凌耀星等，均为其弟子。

现代，承淡安出任江苏省中医进修学校（后改名江苏中医学校，今南京中医药大学前身）校长，编写出版了二十七种教材，积累了中医课堂教学的经验，该校被誉为新中国中医高等院校的“摇篮”，后来成立的中医学院，基本上是借鉴该校的教材和教学经验。首批国医大师王玉川、周仲瑛、夏桂成、程莘农、颜正华等即毕业于该校；张灿玾、班秀文毕业于1959年南京中医学院第二期教学研究班。有些中医学院专科老师还是从该校调去补充的，尤其是支援北京中医学院的教师竟达四十位之多，他们大都成了全国一流的中医专家，如董建华、杨甲三、王绵之、刘弼臣、印会河等。

如今，江阴依然医星璀璨。全国名中医徐福松，是中医男科学奠基人，提出“腺性精育”四证纲要；全国名中医黄煌“经方医学”，享誉全球；顾植山“龙砂运气学说”，独树一帜；还有很多名医扎根基层，培养了一批又一批中医后学。重视经典研习、善治温病时疫、注重五运六气、擅于因时而变，是江阴医学的学术特色。不为良相，即为良医，江阴名医有一个共同的身份，那就是他们都是中医界的教育大家。

江阴中医的发展史，既是一部医学史，更是一部教育史。江阴后学花海兵、严峥、严海东等承上启下，将江阴中医的有关医人、医史、医事、医案、医理、医论收集整理，编辑为《澄江医学丛书》，其中很多资料是未曾刊刻的抄本、孤本及近代报纸杂志所登载的文章，是极其珍贵的地方中医药文献史料。故乐为序！

壬寅年冬月二十八

《澄江医学丛书》

黄　序

我生长在江阴，我了解并热爱江阴。我从事中医学工作50余年，而且起步于江阴，曾在江阴工作六年，江阴中医的博大、精深、多元、进取等元素，早已在自己身上打下了深深的烙印，并让我以此为荣。

“一方水土养一方人”。家乡中医人很聪明，善于总结规律、注重调查、致力创新，创立了“伏气温病学说”“夹阴伤寒学说”“助阴托邪法”；他们很务实，脚踏实地、学用结合、注重实效，提倡“实学、实习、实用”，心怀病人，根植于临床，有了“经方实验录”“致和堂丸散膏丹”“膏滋药制作技艺”“咽喉诊脐腹诊”等；他们有情怀，志存高远、胸怀天下、经国济世，“务当世之务”，勇于任事，注重传承，涌现了柳宝诒、曹颖甫、承淡安、章巨膺、薛文元等中医教育大家，他们的弟子也遍布海内外。

我看到的《澄江医学丛书》所呈现的是一部江阴的医学史、一部江阴的人物志、一部江阴的生活史、更是一部江阴的医学专著。它涵盖了江阴中医人有关的医史、医事、医案、医理、医论、文化以及师承。其中很多资料是未曾刊刻的抄本、孤本，系首度公开，弥足珍贵。那一张张方子，一个个医案，让我们吸吮了前辈的精华，追寻着前辈的足迹。他们对伤寒的认识理解，对温病的精到用药，对内科杂病的绝技验方，对针灸强调简便廉验、疗效卓越，对临床各科的尽善尽美，让我们重新认识了中医药的魅力。他们对中医事业的热爱，对病人情同手足的关心，纳于言而敏于行的医风，让我们重新认识了江阴中医人的传统，这传统还将一代代传下去。

《澄江医学丛书》出版是一件很有远见很有意义的事，必将璀璨耀眼，对传承创新发展江阴中医药起了非常积极的作用。江阴中医既有龙砂医学，还有澄江医派，更有经方、有五运六气、有调周法、有男科四大证……但又不局限于此，让我们以更包容的态度，来阐述更美更真实的江阴中医。一座城造就一种医风，兼容并蓄、海纳百川，中医也成了江阴这座城市靓丽的名片。

家乡的中医人高瞻远瞩、砥砺前行，青年才俊投身其中、乐此不彼，我乐见其成，爰为序。

黄　煌

2023 年 6 月

《澄江医学丛书》

前　言

“澄江”，江阴之古称。因长江东流至江阴，江面骤宽，流缓沙沉，江水由浑浊而变清澈，故有此称。自西晋太康二年（281）开始设县，历史悠久，人杰地灵，钟灵毓秀，文化积淀深厚。尤其是医药昌盛，源远流长。唐置暨州时，即“设医学博士，掌疗民疾”。宋设医目，宋末有博通医学及经史百家的陆文圭。元设医学教授，负责掌管医之政令。元初，设立惠民药局。历代名医辈出，史籍记载的著名医家达百余人，南宋及明代有御医七人。清康熙年间，澄江峭岐（今江阴市峭岐镇）凤戈庄世医朱氏，家学渊源，历传九代，代代出名医。雍正、乾隆年间，以澄江华士（今江阴市华士镇）叶德培、姜学山、姜健、王仲岳、贡一帆、孙御千、戚云门、戚金泉为代表的“龙砂八家”，历盛二百余年。近代以来则涌现出柳宝诒、朱莘农、曹颖甫、承淡安、薛文元、章巨膺等名垂青史的中医大家。

江阴，宋代俞巨源曰：“大江自京口（今江苏镇江）来，委折而南，浩荡澎湃，势益壮越，数百里聚为澄江之区。”县城北门旧称“澄江门”，宋、元时曾置“澄江驿”于此，又有“澄江河”经城北门外流入长江。乾隆年间，任江苏学政的李因培在《兴建书院记》中说：“暨阳有书院，自元始，州人蔡以忠创之，修西山之学，闻于朝，赐名澄江书院。”清代陆次云（1636—1690）曾官江阴知县，故将其诗集名为《澄江集》。《四库全书总目提要》曰：“是集皆古今体诗，盖其官江阴时所作，故以澄江为名。”近代徐再思（1890—1947），江阴城内西横街人，将江阴风土民情、名人轶事、地方古迹、人物传奇、奇闻趣谈等撰文发表，后辑成《澄江旧话》一书，于1930年出版。不仅文人墨客将自己的著作以“澄江”作为书名，而且江阴医家也以“澄江”标注自己的籍贯，如明代庄履严所撰《妇科百辨》，自署为“澄江庄履严著”；承淡安所著《经络要穴歌诀》《针科学讲义》《灸科学讲义》，署名为“澄江承淡安编撰”。

“龙砂”是江阴所辖华士（古称花市，逐步演变为华市、华墅）镇的别称，因其境内有白龙山和砂山，两山东西迤连，故代以“龙砂”之称。江阴市华墅镇人王家枚（1866—1908）撰有《龙砂志略》，王氏家谱则称为《华墅龙砂志》，涉及地域为清光绪年间的华墅镇境，即今华士镇白龙山、砂山南半部及陆桥乡瓠岱村、周庄镇山泉村一带。显而易见，“澄江”可以是江阴的别称，但“龙砂”只能是华士镇的代称。如吴文涵在为吴士瑛《痢疾明辨》所作的“序”中说：“澄江之东南隅有龙砂山，瑰奇灵秀，代生名医。”承淡安撰写的《铜人经穴图考·序》，落款为“民国二十五年秋承淡安书于江苏澄江龙砂山麓之蛰庐”；《新著中国针灸外科治疗学·序》，题名为“民国二十五年岁在丙子菊有黄华之月承淡安书于澄江龙砂山麓之蛰庐”，即为其证。

江阴地处“吴门医派”和“孟河医派”交汇点，学术互有交融而又独立自成体系，从而形成了一个以江阴为地域、具有浓厚而鲜明的地方特色、内涵丰富、影响深远的中医流派——澄江医学流派。为全方位展示澄江医学的历史文化、传承脉络、学术思想、临证经验、特色技术、医德医风，为中医药学术传承、文化弘扬、临证实践提供综合的具有系统性、创新性的史料和学术资料，我们拟编纂《澄江医学丛书》(包括《澄江医话》《澄江医论》《澄江医案》《近代澄江八家医案》)，从医话、医论、医案的角度新解澄江医学。

医话，是古今医家用以表述一得之见的散文小品，取材最为广泛，可以涉及中医药学的所有领域，说理、论病、议法、阐方、述药、课徒，以及医史考校、典故诠解、人物评说等等，皆可成为医话的题材。

医话大致可分为四类：心得类医话，是医家潜心于临床或文献研究中，对一病、一法、一方、一药等有较深或较新的认识，并通过临床实践印证是正确的，或从失败的教训中获得的体会，或一时灵机取得的效果等，为了不忘却的记忆所撰写的医话；札记类医话，又称笔记式医话，是医生临证随感笔录或教余随笔，尔后加工整理而成的医话；考证类医话，是对某一理论、某一问题或某一经典字句研究较深，或在读书和研究中发现某些道理或史实与事实不符，认为有必要加以阐发而突出自己的观点或研究成果并以正视听所撰写的医话，但一般指论题小而篇幅短者；争鸣类医话，是对尚未定论或有争论的问题，发表自己的看法以参加或挑起争鸣而撰写的医话。

医论，也是古今医家用以表述一得之见的散文小品，但与医话有所不同。医论为篇幅短小的医学论文，或阐发经旨，或辨别是非，或提出新论，或质疑旧说，均为专题讨论文章，重在探赜钩深，发人深省；医论的主题是学术探讨，如脏腑经络、病机诊法、治疗原则、处方用药、临床各科证治等，偶亦论及医德医事、医家医著，但所论亦多围绕学术；医论主题明确，一论一题，各自独立成篇。医论多散见于各种医籍之内，除医论专著外，医经、诊法、本草、方书、医案、医话，以及临床各科医著中，均夹有大量医论。

医案，最早见于《史记·扁鹊仓公列传》，其中有西汉时期淳于意的治验记录，后世称之为“诊籍”，实际上是验案的简要记录，后来才逐步发展成为有案有论具有某种学术价值的文体形式。一般来说，明清以前多为总结式医案，明清以后则多改为交待式医案。总结式医案，是医者通过对病情的回顾和追溯所写出的记录，多简单记述治疗经过和经验，缺乏深入细致的具体内容，且无分析和治疗体会，不便他人学习和把握，但可给人以思路和揣摩余地；交待式医案，是在诊治疾病时写出，并经过事后整理而成，将病情、治疗经过、病机、诊断、立法，以及选方用药等，一一记载于病历，其文字经过加工润色，说理透彻，层次清楚，语言精练，逻辑性较强。

医话、医论、医案是古今医家进行经验交流、传播学术时应用最为广泛的传统文体。因其题小灵活，一事一议或一案一议，能够较好地体现辨证审机论治的精神，又能适应分散行医、独立思考的历史条件，故在中医学术史上曾发挥过重大作用。

《澄江医话》《澄江医论》《澄江医案》三书，资料来源以近代报纸杂志所登载的文章为主，间有从澄江医家著作中摘出。以医家为纲，以文章或医案为目，每位医家之前均有生平简介，每篇文章之后均标注出处。《近代澄江八家医案》收录了朱镜镕、朱少鸿、柳宝诒等八位近代江阴地区的医家验案。其中朱镜镕、马泽人、缪柳村、包昭兹、张宿辉五家医案为首次公布；朱少鸿、柳宝诒、方耕霞三家先前曾有《朱少鸿医案》《惜余医案》《倚云轩医案医论医话》等专著出版，但此次收录的为近年来民间搜集到的三位医家的未刊医案，可与已出版内容相互补充。但由于我们水平有限，虽经多次审改，仍不尽完善，对书中的错误和不足之处，恳请同仁和读者批评斧正。

编　者

2024 年 1 月

整理说明

《澄江医话》收录了柳宝诒、钱荣国、方仁渊、高憩云、曹颖甫、吴文涵、薛文元、蒋维乔、郭汇泰、郭柏良、马泽人、承淡安、章巨膺等18位医家（其中高憩云、吴文涵、曹颖甫以其字更为人所熟知，故在章节标题中选择以字称之）的医话史料，以古籍中的序、跋，医家来往信件为主，部分节选自医著，并对部分发表在期刊杂志上的医家治验予以整理。全书按医家生辰进行排序，生辰不详者置于最后。本书旨在通过医话的整理，客观呈现澄江医家之间的交往与联系，为澄江医家群体的医史研究提供文献基础。

本次整理以近代报刊登载的医家医话为主，将繁体字竖排改为简体字横排，加现代标点符号。其中的异体字、古今字及通假字等径改为现代通行字体，药物名称径改为现代通行名称。

限于学术水平不足等因素，书中难免有不妥之处，还望各位读者不吝指正，以期早日完善。

编　者

2024年6月

目　录

柳 宝 诒

柳宝诒（1842—1901），字谷孙，号冠群，江阴市周庄镇人，祖籍浙江宁波，道光年间迁居江阴。其为人敦厚，好学能文，工书。同治四年（1865），考中秀才，以优贡入京，然无意于仕途，遂归乡研究医道。其受叶天士、吴鞠通、王孟英学术思想影响颇多，临床以治疗温热病为长，重视伏气学说，首创“助阴托邪”之法。光绪十六年（1890），于江阴周庄镇董街开设致和堂药店，取义于“致力于医，饮之太和也”，4 年后于江阴城东开设“柳致和堂”分店。致和堂的滋补药酒——五加皮酒、玫瑰酒，曾获 1915 年“巴拿马万国博览会”银奖。柳氏一生著书颇丰，著有《惜余小舍医学丛书》12 种，现存有《柳选四家医案》《惜余医案》《温热逢源》《疟痢逢源》等。

叶选医衡序

医学肇于《灵》《素》，犹儒家之有六经，乃众理之总汇，证治之极则，所谓“不废江河万古流”也。长沙张仲景出，实有以绍轩岐之传，广汤液之用，于医门推为至圣，洵不诬已。魏晋以降，医术流为方技，士大夫耻习其业，坠绪茫茫，不绝者如缕。宋和政间，开和剂、惠民等局，以疗民病，令太医院试其通于《灵》《素》之理者，授之以官，始令为医，于是医学稍稍振兴。刘、李、朱、张各家，崛起金元间，而或论温热，或主脾胃，或专滋阴，或任攻伐，家各为说，人持一是。正如汉儒说经，各承家法，靡所折衷。明代王损庵等诸贤辈出，拾遗补阙，阐发经旨，斯道昌明，于斯为盛。其中矫然特出，独立门户者，则如张凤逵之论暑，吴又可之论疫，喻西昌之补秋燥，张介宾之辨阳虚，皆能于此道中开径自行，不为旧说所蒙。然或嫌其略，或失之粗，或辨焉而过于刻深，或论焉而涉于肤浅，亦犹宋儒钻研性理，疏说经义，非不各有心得，可以扶翼圣道，而各得一偏，要未能悉归至当，则甚矣。斯理之精深，而不可无以衡之，以衷于一是也。我朝医学昌明，名流迭出。吾吴叶天士先生，以颖敏之才，探灵兰之奥，一时活人之名，震乎宇内，惜乎求治者多，其生平精力，殚于治病，未遑有所著述。世传《医案》数种，亦非其所手定，其中真赝相参，瑜瑕不掩，读者病焉。外如《景岳发挥》一书，虽有阐发而言多愤激，似非著作体裁。又有《本草经注》《本事方释义》两种，类以五行五脏配合敷衍，绝少精意，似亦非先生手笔，或者先生名重当时，门弟子窃其绪论，著为成书，遂托其名于先生欤！惟《温热论》一卷，虽篇帙无多，而其中发明证治，补前贤之遗阙，示后学以指归，言皆精要，语不游移，洵可法可传之作。而"温邪犯肺，逆传心包"一语，犹为后人指摘，则信乎著述之难，而医理之不可不衡以一是也审矣。甲午长夏，晤缪君少初于石梅精舍，纵谈医理，缪君不以诒为固陋，出先生所著《医衡》一书见示，而索序焉。诒受而读之，其书虽采自前人，而网罗宏富，抉择精严，其不惬于理者，又经改定，间附论说，以裨阙漏。所谓"衡之以理，而衷于一"是者，此书其庶几乎！缪君以贤宰官乞退，辟精庐于湖山佳处，怡情松菊，寄傲烟霞，盖有古人之高致者，而倦倦于是书，刊以行世，盖以极斯人之疾苦而登之仁寿，其犹是贤宰官爱人无已之心也夫。缪君深于斯理，而不屑以医名，爰书此以质之，或者其有以教我乎，即幸甚。

光绪二十年甲午中秋前二日江阴后学柳宝诒书于琴川舟次

医学求是跋

前圣制医药以疗民疾，所以救阴阳六气之偏也。上自轩岐，下讫仲景，其所以著明斯理，而昭示后人者，夐乎尚已！唐宋以来，家说人书，河间则倡论三焦，东垣则专主脾胃，以及子和之攻邪，丹溪之泻火，虽各有一隙之明，而于前圣之大道，固已未窥全体矣。降及今日，而派愈杂、道愈晦，谈温补者一派，喜清凉者一派，擅攻克者又一派，甚有矫其弊者，不揣其致偏之原，而专取肤庸之品，杂合成方，自命为和缓之派，而逢时之道也。而岂知养痈贻害，其弊有转甚于偏者乎！故至今日而论医理，则不必救天时之偏，而当先救医术之偏。此吾邑东旸先生所以有温暑、血证诸论之作也。先生因病而知医，因医而知医术之偏，慨生民之夭札，死于病者半，死于医之偏者亦半，因于施证之暇，即诸证之易于误治，且误而不觉其误者，次第著论以辨之。每一论成，辄以赐读。其理正而纯，其辨明以晰。其细意披剥也，可以应变而无方；其大声疾呼也，可以振聋而发聩。孟子曰：予岂好辩哉，予不得已也！其先生著论之苦心，夫抑更有为先生请者。学医贵乎明理，理之不明，则所学已偏，以之治病，尚安往而不偏哉？此论出，而此数证之偏可救矣。外此，而医之偏于病者何限？即病之死于偏者又何限？先生既洞彻其源矣，尚蕲即未论诸证，遍加详辨，汇为全书，庶儿证明斯理，有以绍前圣之渊源，即有以救生民之夭札。先生救世之婆心，岂不愈推而愈广也哉？吾知先生闻之，当必首肯斯言，而为之掀髯濡墨也。

光绪庚辰孟陬之吉世愚侄柳宝诒谨跋

钱 荣 国

钱荣国（？—1922），字缙甫。岁贡生，宣统三年（1911）任苏州府学教授。幼读能通经义，长并通《灵枢》《素问》诸书。肄业南菁书院，益从事著述。著有《诗书易三经讲义》《礼记丧服传今释》《诗经白话解》《论孟通俗解》《伤寒论汇解》《知医捷径》《医方汤头歌诀》《春雨堂诗钞》。

知医捷径弁言

此编皆医家常法，极浅极易极简，盖以备学医者觅食之门，故名之曰“捷径”。能文之士，先取《汤头歌诀》熟读之，复取《经络歌诀》熟记之，更取《本草从新》时时翻阅之，然后披览是编，大约中人之资不过半年工夫，可得斯道门径矣。虽然，病情万变，医道宏深，行医者关人生命，若以此自域，而不博考详求，则造孽无涯，殊可畏也。

光绪二十七年辛丑孟冬荣国自识

方 仁 渊

方仁渊（1844—1926），字耕霞，号思梅。江阴市顾山镇人。早岁曾游泮宫，笃好经史、诗文；后受业于无锡名医王旭高，逢太平天国战事乃辍学，去苏州药店为徒。为继未竟之业，抽暇攻读医典，从名医邵杏泉游，更得吴门医者循循教益。数年后，医道大成，乃开业于无锡蠡园等地。光绪初年，其移居常熟，悬壶于城内草荡街。治病宗“天人相参”之旨，每据岁运，辨证施治，进退有度。光绪庚辰（1880），岁值太阳寒水司天，太阴湿土在泉，民病多寒湿，以温燥辛开之剂，无不应手，因而医名鹊起。其不负师教，集诸验案，辑录《王旭高医案》四卷，撰写《新编汤头歌诀》一卷行世，时海内医者，无不置备之。又著有《倚云轩医案》《倚云轩医话》各二卷，虽未刊行，然医林中竞相抄藏。兼工书法，善吟咏，榜其斋“倚云咏馆”，与邵松年、俞钟颖、刘石香、陆懋宗等诗文酬和，著有《倚云轩吟草》一卷等。1922年，方氏被选为常熟医学会会长，团结同道，共议对策，并创办《江苏常熟医学会月刊》，出版凡26期，为常熟县医学月刊之始。

王旭高医案序

临证医案，非古也。古人视病，不立案语，但书方药。迨宋后，医生诊病，始相沿先立案语，后书方药，但随作随弃，无有辑之者。如宋之许知可、张季明，明之薛立斋、陈维宜、孙文垣，以及清初喻嘉言、徐大椿辈，虽有医案，类皆因治疗效验，笔诸于书，其文乃记事，非临证也。良以病多转变，方难一定，恐泥学者眼目，故作者恝置之。然余谓医之有方案，犹名法家之有例案，文章家之有试牍。对病书方，因题立义，相对斯须，人之性命系焉，己之得失亦系焉。虽不足为根柢之学，而病者之情形，医者之学识心思，尽在于是。苟能溯其脉证，观其变化，奚啻与病者、医者一堂共语，不大可触发手眼哉！故叶氏《临证指南医案》，海内风行。然叶案语意高深，方多平淡，学者践其迹，未必入其室。因叶负一时重名，所视者非富室膏粱，即病深气竭，贫寒初病者寥寥焉。盖气体不同，方法即异，读其书而得其用者鲜矣！余旧得无锡王泰林旭高先生方案二卷，爱而藏之，以篇页无多，未梓。更求二十余年，不可得。客春游梁溪，访老友刘君石香。石香出十卷示余，云："新得于李氏者。"亟假归读之，其心思之敏，见识之超，清华而不高深，灵变而有矩矱，视叶案易于学步，且复诊甚多，前后推究，考其得失，尤足以资助学者。因并余所藏者，去其重复，合而选之。间有字句冗沓率意处，略为删整，依类编次，分二十六门。每门附以拙论，略见大意。其有精警与未惬意者，复随案指出，正之有道，非敢有意毁誉也。原书十卷，约得五六，厘为四卷，命儿辈录出，不敢自私，付之梓人，以公同学焉。

光绪二十三年丁酉孟春耕霞方氏序于倚云吟馆

新编医方汤头歌诀叙

仆自幼好浏览医书，弱冠后，习儒兼医，欲记汤头药味，诵汪氏《汤头歌诀》，即嫌其门类太多，取方太杂，门类与方多未合处，且许多习用良方未录，无治温热病初起者，意欲重录一编，以便同学。乃学问浅陋，未敢动笔。今年老力衰，诊事废堕，有暇晷，因取汪氏旧本，删减其芜杂不合用者七十有奇，添入治温热及调理需用者亦如之，宗景岳八阵法，分隶八门，搜罗得二百首，附方一百有奇，合三百余首，中附新制两方，一治春冬风温初病，一治夏令湿温初病，妄录于后，以正高明。方下详为注解，使虚实寒热各有攸归，细心参悟，自能了然于心，苟变通化裁，可应无穷之用。其外科、幼科自有专书，略而不具。若原选文理通顺，押韵牢稳者，仍其旧，不敢没汪氏之功也。夫汪氏之所以少温病方者，盖亦有由。以康熙初年，喻氏虽有温热之论，而温热之旨未大昌明，古方甚少，故所选多伤寒之方。后学不明，用治温热之病二百余年，无人起而重编者，误人不少。今重为选辑，庶几大江南北，不致再以辛温之方，而治温热之病，则此编未始非吾道之一助也。中间偶有韵脚欠稳者，以限于药味、医理，未能悉协，望有识君子谅之。

光绪三十二年乙巳一阳月耕霞氏方仁渊时年六十有二叙

倚云轩医话自序

医书汗牛充栋矣，即迨毕生之力，恐难尽读。然有纯无疵者，舍《内》《难》《伤寒》《金匮》而外，亦不数觏。即贤如刘、张、朱、李，亦难免此病，遑问以下诸贤乎！自黄、农迄汉二千余年，如和、缓、扁、仓，绝无只字。自汉至宋，作者间出，尚不失古。金元以后，著作如林，高者从古法而引申之，有别开生面者；卑者假托名人，杜撰祸世。自明至今，作者愈多，取径愈卑，不外饾饤掇拾，剿集陈言，类书颇多，所谓“吹花已萎，嚼饭不甘”，岂学问云乎哉！仆少年遭寇失学，中年始发奋学医，家贫世乱，古籍难寻，东借西抄，亦云无几。迨同光后，旧书渐出，新刻亦多，而年近不惑矣。昼则视病，夜则读书，又苦掩卷辄忘，书非我有，故每读后聊记数语，或指其谬误，或喜其心得，或见见闻闻有裨于学问者，或司天岁气，时令寒暄，有悖合于病情者，信笔辄书，不成片段，藏之笥箧，不敢示人，自证其得失而已。非敢述作云乎者。无可名之，名曰“医话”，犹茶余酒后、豆棚瓜架之闲谈耳。高明之士，或肯指其谬误，斯仆之深数幸也。夫聊志语洲，自以简端，以道不敢著书之意。

空梧耕霞方仁渊序

风阳症治验

去夏有一金姓人来就诊，云：“耳中有一虫为患，逾月矣。或作隆隆声，或作结阁响，或绕耳行走，或脑际鼻傍。视之不见，搔之无形，厌苦已极。”余视其形色枯槁，舌红苔剥少液，诊左关尺弦大，按之，豁然而空，右部亦弦数。余曰：“此肝肾血液枯槁，风阳上扰，窜入少阳阳明之络，并非虫蚁为患也。”为制养血液熄虚风，二十剂而愈。考《沈氏遵生书》，谓耳中鸣响如虫蚁，名曰“天蚁”，方以茶叶子研末，搐鼻愈。

按：茶叶甘苦凉降，清降透风热病，与是症亦宜。而金姓之病，不怪其耳中之响，怪其至鼻傍脑际无定也。视其色脉，知其吸鸦片有年，阴津血液耗损，经络空虚，虚风乘虚袭之，风性善动，故走窜无定耳。若治以茶叶予搐鼻，恐不应手，盖不补其虚，虽清之降之，终不效也。自古怪证，虫蚁如肠胃者有之，从无走入经络者，识之以告同道。

——《复兴中医》1941 年第 2 卷第 1 期第 34 页

记光绪庚辰中秋后之疾病

光绪庚辰，岁运属阳金，为太阳寒水司天，太阴湿土在泉，金为母，水为子，以寒水司天而逢金运，子居母上为逆，主民多疾病。夏末初秋，薰风拂拂，并不炎热，病人甚少。至中秋后，多病寒热起伏，似疟非疟，朝轻暮重，苔白舌红，脉濡数，胸痞，渴不多饮，延至二三候不变，以常年治伏暑之法，治之多不效。改用凉剂，其热更甚。嗣以败毒散加减投之，辄应手而愈。若胸满呕恶甚者，投半夏泻心加厚朴、蔻仁，合辛通苦降之法而愈。其有呕吐不能服药者，少加荜澄茄数分，令其缓服，痞开吐止，亦能奏效。因思常年暑湿交蒸，湿易化燥，一候外即见苔黄渴饮，热陷昏谵，故宜清化。今年有湿无热，所受者均寒湿耳，即或化热亦湿胜于热，终不化火，故药宜辛通不宜凉降，以凉降为湿邪树帜，胃气益伤，太阴告困，少阳之气愈郁抑，故往来之热更甚而无止期。用羌、独、柴、前以伸太少两阳之郁陷；用干姜、半夏之辛以醒脾阳而开湿；用芩连之苦以降胃逆而泄热，气通呕止寒热自已。医者每见热久不退，投以苦寒凉降不效，则改用硝黄攻下，胃气重伤，变证蜂起，多致不救。不知脾胃为湿邪所困，即有热邪亦是湿中夹热，热邪虽宜凉苦，湿邪必须辛散，若但治其热而进凉苦，不惟热邪不去，而苦寒伤胃，中气愈陷，湿邪愈困，而火府闭结，亦由脾不化而胃火不降使然，与伤寒之热结阳明而成燥屎，可进三承气者大异，只宜用辛润以降阳明，不宜概用硝黄攻伐也。

——《倚云轩医话医案集》

记光绪癸巳年八九月之疾病

光绪癸巳岁夏初，亢旱炎热如伏，乃至三伏反阴凉如秋，无知之辈仍纳凉，喜食瓜果。秋后大热，至八、九月间，沿门阖户多病类疟寒热，或止或作，热重寒轻，胸痞泛呕，渴不多饮，饮即呕出，脉濡数，苔灰腻且干，延两三候不愈。医者见灰干之苔，即认为热，防其劫津化燥，遂进生地、鲜沙参等一派清滋之品，以致湿邪内蕴，热不得泄，蒸湿成痰，上蒙清窍，昏蒙谵语，热不为汗解。予改用芳淡苦泄，佐以辛通，仍转疟候而愈，然多淹缠而不肯复元。静思其故，盖初夏受热，长夏受湿，至秋则湿上再加热，湿处中间，热在两端，暑天汗不多出，邪陷中宫，金风荐爽，肺气敛而玄府闭，湿热之邪阻伏不出，由是脾为湿困，胃为热郁，正气受戕不克分化，因此，服药屡汗，热不为汗衰。夫热为天之阳邪，湿为地之阴邪，阳性急速，阴性迟缓。今湿热互阻，热有湿恋之而不能泄，湿有热蒸之而不能化，互相牵制，流连淹缠，职此之故。用药偏凉则助湿，而痞满苔厚、湿重热轻等证生矣。前人所谓湿处热中，热为湿遏也。惟察其外候，认其苔色，细辨湿热两者，孰轻孰重，脾胃两家谁虚谁实，然后处方调剂，宣泄分化，则庶免以上诸弊。前辈谓“湿温症其变最多，其治亦最难”，业此者能治湿温，方可以为医，殆以此夫。

——《倚云轩医话医案集》

读书心得十三则

医理与儒理一致。儒以六经为根底，诸子百家为枝叶。医之《内》《难》犹六经也，《伤寒》《金匮》犹《论》《孟》也，刘、朱、李、张诸大家犹诸子百家也。不根六经、《论》《孟》，其学泛，不览诸子百家，其学粗，泛与粗俱非良医，须将《内》《难》、仲景之书，用过功夫，再博览旁通，去其糟粕，取其精华，后从名师临症指教，以资实验，自然业精技神矣。然犹须先明儒理，盖儒先格致，医也以格致为功，否则执古方以疗今病，无益有害。从古有不知医理之名儒，无不知儒理之名医。读医书难于读儒书。《内经》《难经》《伤寒论》《金匮要略》文辞古奥，义理精深，代远年湮，不无遗讹，凡遇不明了处，不可强作解释，存之或质高明，或俟异日可也。余观古人强解者不少，我辈天资学力不逮古人远甚，如再强解，不特贻害，恐终身无进境矣。医寄于儒，古者上士为之，原非易事。故出则乘车，食必兼味，病家奉之若神明，敬之若上宾，而读书致贵亦不过如此，若不进思尽忠，退思补过，吾不知其何等肺肠。或谓医非作官，何忠可尽，何过可补。余谓临病不敢怠忽，一切利害禁忌，委曲开导，而遇万难治疗之症，亦须尽力救援，此即尽忠也；退而静思，今日所看何症，所开何方，有无率意错谬，与平日用功读书，揣摩古人方论，以供临时之用，此即补过也。若浪得虚名，便谓学问已高，平日懒惰，不肯读书，难免临病糊涂了事，草菅人命，医者当戒之。

读儒书难，读医书更难，言人之殊，莫衷一是。古人如刘、张、朱、李各有所得，亦各有所偏，犹圣门之琴张、曾哲。为狂为狷，未得中行，然皆圣门高弟，惟其不得中行，所以圣自为圣，贤自为贤。吾谓仲景之于后贤亦犹是耳。或主温补，或主凉泻，或补中升阳，而擅治内伤；或泻火滋阴，而专治阴虚，皆从《内经》仲景而出。得其偏端，未得其全体，遂各独树一帜，不肯依人傍户，其所疵者在此，可取者亦在此。后人欲臻圣域，先弃贤关，犹涉东海，而不问渔师，上泰山而不问樵子，吾知其枉道也必矣。

癸未自春徂夏，余读河间《六书》，其《原病式》固宗《内经·病机十九条》，治燥热者多，治虚寒者少，而《宣明方论》亦凉泻多而温药少。要知此乃六淫之邪为病，夫六淫皆从火化，非此不足以祛邪复正。今世内伤多于外感，或兼内伤，所以河间之书不甚风行。然其立论处方，多发前人所未发，亦不可不读之书也。至其《伤寒医鉴》《伤寒直格》诸集，宗法仲景而变通之。其改大小承气为三乙承气，混淆不分，浅深不辨，不如仲圣远矣。指真武、四逆等治，谓非伤寒之证，则颇有见地。

癸未秋，读《丹溪心法》五卷，计一百门，只论杂症，不及伤寒、温病。其论证处方，虽诸法俱备，而于治痰、治火，尤为擅长。诚长沙、洁古、河间诸公之所未备也。言小儿变蒸，乃发散胎毒；论弦坚之脉，虽是有积，亦带阴虚，脉无水不软之意；脉坚搏者，其气大虚。论痘疮独详，论吐法甚细，皆自出手眼，洁古、河间、东垣诸公未有此详尽也。且所著诸方，如阿魏丸、左金丸、温六丸、小胃丹、束胎丸、达生散、补阴、虎潜等方，适于时用，诚一代名家，未可以其用知柏补阴，而每生营毁也。盖读书贵有去取，原在胸有主持，苟其成竹在心，虽是非倒置，断不为其混淆，若胸无识见，又何论乎。

朱丹溪论产后一段，谓必以大补为主，虽有别证，从末治之。此言虽是，未可泥也。夫产后固以温补为大法，然有气体壮实者，平素多火者，感受温热者，新受表邪者，诸如此类，未可以一补概之。如壮实妇，本不大虚，无取乎补；多火之人，一投温补，阳火更炽，阴血更伤，湿热在里，补之则热更甚，而邪不去；新邪在表，补之则汗不透，而邪不达。亦须见症治证，活泼泼地，但不可犯虚虚之戒耳。

医自仲景之书残缺，自汉迄唐，著述甚少，且目为方技，儒者不甚浏览，几成绝学。迨宋仁宗命林亿、孙兆等将《灵枢》《素问》重为补订，于是岐黄之道得再昌明。然有宋一代《太平惠民和剂局方》大行，一以辛热为剂，故河间因之而著《素问气机原病式》以治六淫；东垣因之而著《脾胃论》，以治内伤；丹溪因之立大补阴等方，以治阴虚火动。此非三子之偏，乃欲救当世之偏，而不知其后世有此流弊也。孟子云："诵其书，知其世，而后论其人。"诚哉斯言。本朝自开国以来，徐灵胎以天分胜人，多事凉泻，不喜温补，于唐宋以后之书概不取录，未免立异矜高。叶天士则轻清流利，不失古人模范，开四时温热病法门，与吾吴地卑质薄者最宜，在吴中首屈一指，然至今吴医相率用叶、梗，未始非踵其流弊也。能深入仲景堂奥，不为一家之言所惑者，惟西昌喻氏，其《寓意草》一编，学者不可不读，发人智慧不少。《陈修园医书十六种》《张氏医通》《沈氏尊生》等书，但摭诸家之绪，而荟萃成编犹时文家之类书，可供案头翻阅，若于此中求学问，则失之远矣。

乙酉春，读傅青主《女科》四卷，大抵取法丹溪，方论纯正之中，未免偏驳。论五色带下，谓肝肾郁火，脾经湿邪，于前世诸方，别开生面，虽未尽治带之法，而精思详审，颇能突过前人，足以启示后学之智慧，亦不可不读之书也。

丙戌秋，在赵惠甫先生家诊病，偶谈及西国医法，尚事实不尚臆说，论形质不论理气。遇疑难不治之病，死后病家情愿送于医院剖看，故其所著《全体新书》，多有可采处，至今滨海之省其道颇行，然治外面有形实症则长于中国，若于伤寒、温热、杂症、内虚诸病，不但不及中医，竟为门外汉矣。大抵风土体禀不同，不论理气故也。

后谈及王清任《医林改错》，乃是《全体新书》之影子，不知嘉、道年间西国医书已流入中国焉。据清任自叙，从滦州稻地镇亲验百十死儿之脏腑，谓与古人所绘《内景》绝不相同，故其书名之目《改错》。上卷《内景》图记，辨论精详，见识超卓，其方论皆另出手眼，不袭前人窠臼；下卷中风非风，全是气虚，次论痘非胎毒，乃胞胎内血中之浊气，遇天行之瘟疫触动而发，不论如何逆痘，只以一方治之，麝香用至三钱，绢包入煎，诚可怪矣！中风以芪为主，用至四两、八两，佐活血通瘀之红花等，不过数分。其全书大抵言血不言气，惟中风专言气而稍用血药。余初读之不禁拍案称快，以为奇书，越数日，再读之，转致疑团满腹，三读之，始胸中释然。客有询于余曰：“子之读书何始终不同如此也，有道乎？”余曰：“有，何以言之，夫医者自晋唐以下；类皆远宗《灵》《素》，近接长沙，即有各鸣已得，大概不越范围，此书能别开生面，不涉轩歧、长沙旧迹，展卷时心目豁然，令人有天外惊鸿之想，此一快也。内景脏腑图，数千年以误传误，从未有人取议其非，此公乃亲见之目，而后笔之于书，决非臆说，将数千年医障一扫而空，此二快也。虚劳、中风、逆痘皆难治之症，此公剖悉洋明，言之凿凿，向所谓不治者，今无不治矣，此三快也。得此三快，能不拍案惊奇乎！”及再读之，见其所立之方皆血药，所论之病皆血病，不论因情，不言脉理，数十病而只一方，一疑也。仲景为医门之圣，自汉而后人皆宗之，此公虽亦佩服而谓其方效经错，夫方既效矣，经安得错，此二疑也。中风、逆痘，前人之方诚鲜效验，而何以中风只言气虚，夫气虚固是，其间挟痰、挟火、挟风、挟寒者每多见症可查，逆痘只治血闭，夫血闭不过逆痘中之一症也，其因别证甚多，亦非一致也，此三疑也。三读而何以释疑者，见其卷首先列《内景》，知其生平得力处在亲见脏腑形状，遂谓古人于脏腑形状、位置尚且错误，其于治病用药安得无错，故有方效经错之说，遂专用血药以治有，不知自《内经》之后，古人于脏腑形状、位置不能视，未免以误传误，若经络则经穴可征，恐难妄造，其分经用药按症立方，论因情脉理，辨虚实、寒热、表里、阴阳病症，千态万状，方法千变万化，所以必言十二经五脏六腑者，亦犹射者示人以的，使后学有所遵循耳，若一方而可以治数十病，一病而只有一方，不必论因情脉理，虚实寒热，医事岂不大易乎？恐天下古今无此情理也。客曰：“然则此书不可读乎？”余曰：“否。”读书以扩识见，何书不可读，要在读者自会耳。即如此书而论，虽则师心改古，正有可取处，如改绘《内景》图象，既得之目见，谅非臆说，谓痰饮津液不从肺出，从气管而出，也颇有理。谓人气亏至五成，方病偏废，似有理而实凿空，夫中风偏瘫之病，本属气虚而来，若谓人身五成之气各得二成半则不病，偏逮二成半之气并于一边，故半身不遂，不知既就五成而论，二成半既并一边，而何以不病之半身不见气力加倍乎！未免硬装捏造。且此症多半挟六淫乘间而发，一味蛮补，安得谓万全之策，且所言大致已见于景岳书中，其圆活周到不及也。谓痘非胎毒，乃胞中浊气，夫浊气即毒气，胞中即胎中，总是先天带来，不过换其字面耳。夫时行瘟疫，前人已经说过，至其驳议古人处，正以古人亦未能有瑜无瑕，正可藉之以增识见。总之，此人因《内景》图象差错，遂欲尽脱古人窠臼而著一书，未知医学之深，立说之不易也。读其书者存之于胸，以备一说可耳。可见前人书，读之者贵有学识，舍短从长，方能扩张识力，否则恐为一家之言所惑，而固执一偏之见。

余谓长沙《伤寒论》，注释不下数十家，是非各执，聚讼纷纭。郊倩程氏曰："伤寒之传经无定期，解也无定日，仲景言一日太阳，二日阳明，三日少阳者，乃其大概耳，未可泥也。"此言颇是。而黄元御痛诋程氏，以为传经有一定之期，惟传腑传脏无定耳。诚如黄氏之说，夫传经既有定期，何以传脏腑无定期乎，说来诸多窒碍。夫伤寒传经之说，乃前圣示人规矩，如见何证名何经，进何药，使后学有所遵循。故一日太阳，不过言其大概，并不谓其必然也。且二三日不见鼻干、不眠、胁痛、口干诸症即可投葛根、柴胡乎？一二日即见耳聋、脉弦等症，仍投麻黄、桂枝乎？于理未见圆通，强欲翻前人程案，逞自己聪明。且人身经络脏腑，乃一气之贯通，非有畔岸之隔阂，即如太阳传阳明，非既传阳明，太阳遂无病耳。不过既显阳明证象，乃阳明之邪重于太阳，故以阳明为主治耳。即如传经亦非太阳定传阳明，有循经传，有越经传，有表里传，有隔度传。所传无定，所传之期也无定，此何故欤？以脏腑有虚实，经络也有虚实，虚处受邪，实则不受，所谓邪之所凑，其气必虚。总之，读书宜参观互证，治病当随机应变，切不可泥一偏之说，而胶柱鼓瑟也。

光绪庚辰夏，余阅孟河费伯雄《医醇賸义》四卷，其书虽称纯正，而并无出色处。其关格一论，肤浅不足法。尝读喻嘉言握枢而运以渐透于上下之论，极为佩服。而费氏则以为所重者尤在上焦，诚未明关格之起于何因，而病于何部也。故其方论，皆影响之谈，百无一效，未足深论。但喻氏之进退黄连汤，与调和营卫无涉，黄连汤之治关格，乃调和胃气，听胃气自为敷布，则升降利，而关格通矣。原夫关格之病，多起于郁怒忧思，郁怒伤肝则厥阴之火上逆，忧思伤脾，则阳明转运之机不灵，升降因之失常，始而脘痛呕吐，渐至得食辄呕，木愈郁而愈横，厥阴之火更炽，脾愈伤而愈陷，清阳之气日沦，胃气顺下失常，有升无降，土不胜木，反济以稼穑之味，甘者亦变酸涎而出，大小肠无津液灌溉，大便闭而小便涩，关格成矣。起病非胃，受病则胃为最重。设投调营卫理气平肝，固属稳当，而百无一效。用硝黄劫夺，取快一时，则更速危亡。余治此症，每师喻氏意，而不泥其方，仿治中汤，以开中焦之格，仿五汁安中饮，以润二肠之燥，兼清厥阴之火，辛通与凉润并施，缓缓服之，屡获全功。诚以浊阴凝结于中，胃气不降，非辛通，不足以变胃降逆；郁火耗营灼液，克土焚金，非甘凉濡润，不足以救液润肠也。苟中焦通化，液回肠润，二便通调，饮食能进，则关者开而格者利矣。

汪切庵《汤头歌诀》一卷，凡少年学医之子无不熟读，以其便于记汤头药味也。然此书表散门中，仍蹈金元以后故辙，多辛温发散治伤寒表证之方，无一辛凉宣解治温热诸病自里发表者。大江北温热多而伤寒少，此书遍地通行，初学奉为圭臬，虽好学之士多读他书，犹知去取，庸浅之辈一读汤头便谓天下去得，但知发散，不问伤寒、温热，亦不辨表里虚实，即以伤寒之方而治温热之病，贻害亦何穷哉。且选取门径亦多未妥，如补剂四君子后即凑入升阳益胃、黄芪鳖甲、补肺阿胶，升散苦寒清滋数方了事；以补中益气、归脾等方转入理气理血门中，夫补中益气，明明益气补中，并不理气，岂可与乌药顺气、苏子降气同日而语；

归脾汤补心脾两虚，未可以当归一味即为理血之剂，能治便血等症者，亦血去气虚，补脾气以摄肝血，即血脱益气之法也，如独参汤之治血脱，岂得饮血药乎。且需用好方不可少者尚多未采，如喻氏清燥救肺汤，吴氏达原饮、张氏玉女煎、左归饮、右归饮、仲景肾气丸、钱氏六味地黄汤。余拟另选一卷，以便来学。

余于古人书读之甚少，兵后家藏散尽，坊间旧书昂甚，无钱置买故也。壬午冬借读孙思邈《备急千金方》九十三卷，为宋太常卿林亿等奉敕校刊，明嘉靖间耀州乔世宁重刊本。细阅一遍，知古方不坠于今者，思邈之功也。惟惜其论少方多，细辨寒热虚实一症，而方辄数十，但言某方治某病，不论证状，使学者漫不敢用，因逐章注释，以便将来，注二卷后，老友刘石香云："《千金方》已有张路玉《衍义》注，其解晓畅处夺过《医通》。遂于友人处借观，果不谬，遂为搁笔。惟张为国初人，所注乃三十卷，乔为嘉靖人，转为九十三卷，不知何故？"据《皕宋楼藏书志》云："思邈《千金方》有两种：《千金方》与《备急千金要方》，药味分量互有不同，又有《千金翼方》三十卷，而《四库全书目》中已云九十三卷者，为《千金翼方》即在九十三卷之中，混不可分，未知何时混淆，不可考矣。"

道光间，海宁王士雄，号孟英，名盛一时，著作等身，余闻已久，恨未读其书。前年徐文青太守自江西归，送孟英所著《温热经纬》一部，计五卷。仿吴鞠通《温病条辨》，以《内经》、仲景论伏气湿热为经，以叶天士《温热论》、陈平伯《风温论》、薛生白《湿热论》、余师愚《疫论》为纬，附以诸家注释，参以己见，述而不作，汇四时温热为一书，诚有便于学者。今夏复从友人处借读医案八卷，名《仁术志》《回春录》，其治温热病，大抵以犀角羚羊、石膏、大黄得效者多。乃友人周光远、张柳吟等新辑，誉词太过，转觉失实，附《霍乱论》二卷，上卷论治法，下卷论古今治案并方引经据典，颇称详博。第观其全书之旨，谓属热者多，属寒者少。诋薛立斋、张景岳主温之非，然二公之主温非无因也。观仲景所言霍乱，以五苓、理中为主治，即伤寒三明论中，一涉吐利无不以四逆、理中等方为主方。以余所见，亦寒者多而热者少，或气运之变迁，方宜之不同，未可知也。要之孟英之学精于温热，疏于杂病，读其书益可窥其胸臆矣。

华佗《中藏经》，治分五脏、五形、五邪为病，虽窃取《内经》之旨，并无深意。闻华佗得罪被逮时，悉火其书，此殆后人假托其名欤。若《扁鹊心书》则矜奇眩异，妄语荒唐，更不足观耳。

余幼读丹溪“阳常有余，阴常不足”之论，服其识见高明，后读张介宾《类经》，辟丹溪之言甚力，始知丹溪之非。及读《景岳全书》中有阳不足再辨，以“阳常不足，阴常有余”立论，与丹溪各持一说。盖恐后人再蹈前辙，其救世之苦心尽且至矣，而余则又有说焉。窃谓丹溪阳常有余之见，原未尝错，盖一则言其体，一则论其用耳，阳有余言其体也，阳不足言其用也。丹溪但见有余之体，而未思不足之用，不知人之得以保其百年者，正赖此阳有余耳。以天地观之，天包地外，阳有余也，人身亦然。惟阳气能胜阴血，始气能帅血，血自依气而行，是为平人。丹溪不知天之自然之理，而为一偏之说，专事补阴，景岳非之，诚不为过，然景岳一以补阳为主，其见亦未始不偏，后人读丹溪者，固不可为其所误，擅用知柏补阴；读景岳者亦不可矫枉过正，专用桂附助阳。须活泼泼地，见其病果系阳虚，则温补之，果系阴虚，则凉补之，不执一偏之见，胥操执中之理，斯可读古人书而无贻误苍生矣。

——《倚云轩医话医案集》

高憩云

高思敬（1850—1925），号憩云。江苏江阴人。年少时即酷爱医学，17岁时受业于表伯赵云泉先生，学习内科。后又师从于江阴外科名医李遇良先生，尽得其传。光绪十一年（1885），高思敬姊丈杨殿臣在天津创办养病院，多次函邀高思敬携眷来津。在养病院应诊的十余年间，高思敬诊治患者十余万，活人无数，被誉为“津门华佗”，后任养病院院长。光绪三十二年（1906），高思敬与天津内科名医丁子良先生创办天津医药研究会。次年，高思敬赴嘉兴友人之约，遇义和团运动，无法回津，便在闲暇之余奋笔著书，名曰《高憩云外科全书十种》，名虽为十种，实则七种，分别为《外科医镜》《外科三字经》《外科六气感证》《外科问答》《逆症汇录》《运气指掌》《五脏六腑图说》。

运气指掌自序

医家之读《内》《难》，犹士子之读五经。士子不读五经，无以知天人之理，医家不明《内》《难》，无以探阴阳之奥。医与儒分则二，而合则一也。夫所谓阴阳之奥者，何不外五运六气，五行生克之理。近之业医者类，皆谓运气不足凭，生克不必信，讲实验而废理想，甚至欲废五行、辟运气，不几将岐黄之道湮没无存乎？仆也幼未读书，学识浅陋，仅于外科一门一知半解，而于逐年运气时时体验，确有可凭而可信者。

爰将运气编辑浅明歌括，并摘录六元正纪，逐年胜复，邪正对化，为之图说。大概以公诸同好，不敢谓有功于世，亦力挽狂澜，保存经训之愚意也。但期海内同道指我瑕疵，匡我不逮，则幸甚。

中华民国五年岁次丙辰十月朔日

高思敬憩云氏序于半济医室之南窗下

吴 文 涵

吴玉纯（1865—1928），字文涵，笔名壶隐。江阴市顾山镇人。清末庠生，后从无锡张聿青习医，得其心传。学成后在顾山镇行医，治病多效。其深得仲景心法，融汇金元四大家之长。1903 年，迁寓常熟县虞山镇。1905 年，加入琴南医学研究社，积极参与医学研究及施诊给药事宜，颇具时望。1922 年，其被推举为常熟医学会副会长，并与张汝伟编辑《常熟医学会月刊》①。著有《运气稿》数篇，载于《绍兴医药月报》②。又辑印《张聿青医案》六册。

张聿青医案跋

医之有案，昉于史传，附载于诸子百家，所以纪治验，彰学术也。降及近世，乃多专刻，若喻氏嘉言、徐氏洄溪、王氏孟英等，皆扼其要略，作为论断。至以完全方案刊行者，惟叶氏《临证指南》。夫叶氏天姿明敏，见解超脱，治案颇多可采，然肤浅通套，实开后世庸流简便之门，耳食之士奉为掌中珠、枕中秘，晚近“叶派”之称，毁誉盖参半

① 《常熟医学会月刊》创刊于 1922 年 9 月，由常熟医学会月刊社编辑发行，蒋星华担任发行人，吴玉纯担任编辑主任。

② 《绍兴医药月报》1924 年 1 月由何廉臣、曹炳章在浙江绍兴合办，1928 年 10 月停刊，由绍兴医药月报社发行。

焉。先生于是书尝三购而三焚之，其高尚之志趋，即此可见一斑。然则医案之刻，非先生志也。曰：“不然。”先生以毕世精神，消耗于诊治之事，常思老而退休，本生平之阅历，专心著述。天不假年，未遂厥志，著作缺如，行道而未暇明道，诚憾事也。然先生之诊病也，必先澄心凝虑，而后下笔立案，故本经论以抒心得，隐微曲折之处，实足发前人所未及发，言众人之不能言。论证既精，处方更确，议病议药，一以贯之，行道在是，明道在是，断非抄袭敷衍，陈陈相因之方案所可比拟，讵能任其湮没而不传哉！负笈先生门，尚在锡邑，两阅寒暑，亲炙无多，存有方案论说若干卷。后邵正蒙君从游沪上，抄得巨册携归示，读之狂喜雀跃，以为可法传之稿，具在于是。茫茫数载，正蒙君已仙化，稿交郭级嵌君珍藏什袭。丙辰秋，与郭君谋公诸世，郭君欣然出稿，爰重行检阅，分类排比，两载告成，付之剞劂。其中缺点，尚祈诸同学有道者匡正焉。

民国七年戊午秋受业吴文涵敬识

痢疾明辨序

澄江之东南隅有龙沙山，瑰奇灵秀，代生名医。清道咸间，有吴公甫恬医名噪遐迩。髫龄闻前辈谈吴公轶事，公于醉后诊新产妇，投以安胎药，随诊者不敢下笔，先生促之。翌日酒醒，方疑虑间，而病家来云：“复生一儿。”公乃狂喜曰：“吾三指固未尝醉也。”镇江将军女病，闻吴公名，以重金聘之诊。公误为妾媵也，诊毕，谓将军曰：“非病也，且喜得男将军。”默然。少顷，公方膳，将军出，谢曰：“先生果名医也。”以一盘捧上，盖破腹而出者也。公大惊，由此得心疾。其门下传抄有《痢疾明辨》一书，云传自喻嘉言之甥舒进贤，其大旨以南阳《伤寒论》六经为主，中分陷邪外感六经陷下之邪、秋燥及时毒即疫痢、滑脱四门，实为痢证特开生面，并能阐发《伤寒论》之精义。涵窃以是书为可传，不敢自秘，爰加校勘，录数语于简端。

民国十一年八月暨阳后学吴文涵谨序

河南陈夫人奇症答言

谨按陈夫人之症，必系阳为湿困之故。盖夏月天气下交，地气上腾，阳气在外，阴气在内，湿令大行。素体湿盛者，阳气为痰湿所遏，不得宣达。所以一至夏日，外则奇寒重绵而不能温，内反烦热瓜水不离于口。盖阳气既郁于里，阴气用事于外，反乎天道之常。迨交秋令清肃一行，湿热不能为患，阴阳渐见流通，故得爽适。而冬月亦复平常也，脉象右关浮滑，即是湿痰阻郁之征，苔白而腻，更为符合。若身体带肥，则定为淫而无疑矣。温补之剂反助淫热，养血化痰解郁，颇形爽快，功效已着，惜乎信任不专，未能却病。此症惟石顽张氏谕之甚详，拙见似宜二术、二陈，重用半夏为君作丸，常服立夏前，或参入平胃，意悬拟之说，未知是否还以质之高明。

——《三三医报》① 1924 年第 1 卷第 23 期第 2～3 页

答如皋李慰农君问药一则

尊问欲征菜油浸陈白果，敝处颜巷，常备施送用治肺痈甚效，如欲函索，请附寄邮票十分，通讯：常熟城内程家巷蒋星华，即当邮奉。

——《三三医报》1924 年第 1 卷第 19 期第 10 页

答董润芳君代问阳强泄精

按本草：荠苨即空沙参，又即甜桔梗，治强中之症。茎长兴盛，不

① 《三三医报》1923 年 5 月创刊于杭州，由绍兴三三医院院长裘吉生创办，三三医报社发行，于 1929 年 4 月停刊。

交精出，曾见有童年而即患强中者。今天癸初来，即患此病，精常自泄，阳强不倒，名之为强中之症可以无疑。此症自关先天，不由私欲，或由膏粱所致，是以肾消之病，亦曰强中。其症溲数而浑浊如泔，亦颇近似古方治以猪肾芥汤，或参用封髓丹大补阴丸。若二地知柏龙牡之类，服之无害，亦不甚效，至渗湿四苓，则反有害于本原。秘方药蛋当是将军蛋，乃治毒门之方，更为不宜。小便色赤如血者，将军即大黄，以之制蛋犹之青麟丸引入胞膀，服之必淡赤也。肤浅之见，未知然否敬以质之高明。

——《三三医报》1924 年第 1 卷第 19 期第 10 页

答当阳席君问鼻渊病理

尊问之症，内有因感燥气，失其调治二语当即此症之病源也。十余日不哭，寓意此症近似肺闭。盖温邪阻塞清窍肺络支塞，亦西人所谓肺炎之症。因其穷塞涕浊谓之鼻渊，治以辛散之品，肺热愈甚。肺主悲，肺热而痰浊阻闭，不能出声也，治以喻氏清燥救肺汤，或酌加牛蒡，或增重石膏，未知能挽救否。朋日黄花管见还祈。

——《三三医报》1924 年第 1 卷第 19 期第 10 页

答席文介君右手背冰冷治法

尊问右手背自指至腕，冬季冰冷，右半属气。手背为三阳脉之所行，但冷在背，而手心不冷，诚为奇异。右关浮大按之无力，脊骨高悬，肺气之虚可以想见。然左三部俱沉细，阴分亦必不足，舌苔白少红多，并无阳虚之象，病轻殊难悬揣。拙有旧案为通治冬季手冷无左右之别，原与尊症不甚吻合，姑录呈左右以备采择焉尔。张姓原案：肾之职在蛰藏，肝之用在疏泄，肾阴虚则封闭无权，肝阴亏则疏泄反甚平时，或发梦遗、便坚、带血，皆是故也。独是一交，冬令手冷过度，似属阳之不足，其实非也。盖阴虚则阳气自不能充也，脉象细弦，苔红口燥，形体消瘦，皆为阴虚之证。譬如以沸水置于壶中，壶盖必温水者阴也，温者阳气之藏于阴中也，若以一壶之大而以一杯之水注之，则水虽沸，壶盖不能温也，此阴虚之理。可罕譬而喻者也，因其不温而济之以火，则杯水将从此涸矣。此中阴阳消息之机，固未可以颟顸从事也，惟明者察之。

——《三三医报》1924 年第 1 卷第 26 期第 1 页

答柳剑南君肝阳遗泄等症

剑南先生伟鉴，前蒙光顾，匆促之间，草拟拙方，未及详细参考，深用歉然。今阅三三医报知，尊恙如前，并无痊愈之象，细究诸症，如头痛牵制、耳鸣、筋惕、脘胀、健忘，病象虽多，其致病之源无不由遗精而来，而遗精之因总属心肾交亏，肝阳扰动脉左弦右大，舌白尖红刺，其为肾阴日以内亏，心火愈益炎上遂致肝阳鼓荡于经脉之中，肝气横逆于膈脘之地，可以显见，惟育阴潜阳补涩之品，服之虽或见效，终不能铲除病根。盖病由过于劳动心神而起，故图治之道不能专藉乎药饵也。本期高思潜先生答邓南病夫之说，透关无比，其中卫生疗法大可参究效用，鄙人不必赘述，而同善社静坐工夫，亦为安养心神之妙法。若论药饵则准绳治法最为详备，其论曰“精有为生来之精者”，先身生之精也，有谓“食气入胃，散精于五脏”者，有谓“水饮自脾肺输肾而四布五经并行之精”者，此水谷日生之精也。然饮食日生之精，皆从生来之元精所化，而后分布其脏，盈溢则输之于肾，肾中乃元气之本，生成之根，以始终化之、养之之道也。若饮食之精遇一脏有邪，则其脏之食味化之不全，不得入而与元精，俱藏必致泄出矣。然五脏各有精而上宰之者，则在心肾。心在志为喜，在气为火、为热；肾在志为恐，在气为水、为寒，为心离火肾，为坎水。心之阳，下交于肾，则为坎中之阳，肾之阴上奉于心，则为离中之心阴，怵惕思虑喜乐恐惧，皆足以伤其精神。心火上炎而不降，则肾精下陷而不藏矣。故经曰：“神伤则恐惧流淫而不止，精伤则有酸痿厥精时自下。”盖藏精者，肾而摄肾者，心不摄其心，而欲求肾之固，必无之理也。然摄心之法，难言之矣。若本事清心丸、洁古珍珠粉丸（珍珠粉鄙意宜用濂珠粉最妙）、荆公妙香散皆注重在心方剂，虽良效仍渺茫，总不如静求吾身中之大药，乃为最上乘也，狂妄之言勿嗤为幸藉，请痊安。

——《三三医报》1924 年第 1 卷第 29 期第 6 页

函询王镜泉先生校刊《温热逢原》疑义

镜泉先生：

史席，不妄于徐少南先生《温热逢原》勘误表，既有校正增广之函，今读先生之表，更为精详，钦佩无似。唯第五页，“王方来者，为正邪”，王去声读如旺。本乡主令之时，故曰正邪，改作五方，于义似有未协。又卷中第五页，遂为嘉言所宗，按三大纲之说，创于方中行、嘉言后，于方氏而尚论篇之宗旨，同于方氏而并未提及方，未知英雄所见之暗合，抑或因当时方氏之书，流传未多，妙袭掠美，姑各具论。然谓嘉言宗方氏，似无疑义，改宗为识，未知先生有何种考据，鄙陋之见，质诸高明，还请赐教，勿责乃幸。

——《三三医报》1925 年第 2 卷第 16 期第 1～2 页

治病以六经为主，不明六经气化之理，不足以治病

六经有本有标有中气，太阳少阴或从本化或从标化，少阳太阴则从本化，阳明厥阴不从标本，从中气化。试以仲师《伤寒论》之论病用药证明其理。

《内经》一书，与大易相为表里，三阳三阴即乾坤之六子，乃天地自然之气化，而标本中气之说，又治病之玄机，内经特殊之精蕴也。按

《素问·至真要大论》所云，少阳太阴从本，少阴太阳从本从标，阳明厥阴不从标本从乎中也。此篇注解，惟张介宾最为明晰，近唐容川亦崇仰之，注云："少阳太阴从本者，以少阳本火而标阳，太阴本湿而标阴，标本同气，故当从本。"然少阳太阴亦有中气，而不有从中者，以少阳之中，厥阴木也。木火同气，木从火化矣，故不从中也。太阴之中，阳明金也，土金相生，燥从湿化矣，故不从中也。太阴太阳，从本从标者，以少阴本热而标阴，太阳本寒而标阳，标本异气，故或从本或从标，而治之有先后也。然少阴太阳，亦有中气，以少阴之中，太阳水也。太阳之中，少阴火也。同于本则异于标，同于标则异于本，故皆不从中气也，其若阳明厥阴不从标本，从乎中者，以阳明之中，太阴湿土也，亦以燥从湿化矣。厥阴之中，少阳火也，亦以木从火化矣，故阳明厥阴不从标本，而从中气也，要之五行之气，以木遇火，则从火化，以金遇土，则从湿化，总不离于水流湿，火就燥，同气相求之义耳。若夫单发内经之精义，以定病名而施治法者，厥惟南阳伤寒论。近贤陆九芝曰："伤寒六经传变者，乃天地六经之气化，非人身手足之六经。"斯言实超乎传手传足之上，足破千古之疑团者也。伤寒为寒水之邪，必先伤人之阳，与太阳之气，标本相应。太阳为巨阳，主人周身之藩篱，统人八万四千毛孔，比之都邑，则四郊之城郭也，比之室宅，则四围之墙垣也。故无论冬令之寒风，必由太阳入，即春夏秋三时之贼风邪气亦无不由太阳入，故桂枝麻黄二汤，所以开太阳之表，祛寒邪而伸阳风。经云："寒淫所腾，平以辛热，佐以苦甘。"桂枝辛热，佐芍药甘酸，是为和解之轻剂。麻黄苦温，佐桂枝辛热，是为宣发之重剂，皆太阳治标之正方也。大青龙汤治寒水太过，恐邪入之甚，而阳气暴伸，水源反涸，故以辛温发散，复入甘寒重剂，为方制之大者。小青龙汤治水化不及，湿乃乘之，水气干于心下，麻桂辛伴姜味，苦温酸辛合化，散之通之降之，标本并治，其妙之方也。五苓散开太阳之腑，而下通水道，亦属标本并治，方以轻者。至于真武一症，微阳孱弱已甚，水势浸浸滔天，其方纯乎治本，属于少阴范围内矣。若夫少阴经中，治标之法，则麻辛附子，麻附甘草两方是也。《内经》云："寒淫于内，治以甘热，佐以苦辛。"推之真武四逆，凡温经之剂，皆治标之正方也，治本之方，则有黄连阿胶，而白通加猪胆汁则标本并治之方也，其中四逆散一方，则少阴极转之剂也，少阴为阴之极，阴与阳不同，而柴胡为极转之剧，则无不同。四逆散中，柴升而枳降，小柴胡汤柴升而苓降。少阳一篇中，惟小柴胡汤一方，夫少阳之上，火气治之，中见厥阴，木从火化，法以治火为本。考伤寒之中，有并病，有合病，有循经传，有越经传，六经交通之点，具有易之八卦，参伍错杂，以成六十四卦之妙说，况少阳一经，居于半表半里，为内外阴阳之枢纽，寒邪至此尽从热化。火与热交煽，往往不依次传于太阴，而竟越入少阴，若火热之甚，遂化为风，腑藏表里相传，里入厥阴，痉厥之变，危机岌之，尝疑少阳一篇，寥寥数条，何以如此简单。然太阳篇中并合之病，详明剖析，无论大小柴胡，先已列入，窃谓栀豉泻心汤诸方，宣泄开降，皆含有少阳之机缄焉。推之太阴一篇，竟未出方，但云宜桂枝汤，宜四逆辈，连阳温土，其着意治本可知，独是阳明之上，燥气治之，中见太阴湿土，燥与湿相反，燥化太过，为阳明本病。故白虎之清热，承气之急下，抵挡之破瘀血，悉为从本之治，惟胃中实热则湿从燥化，胃中虚冷，则燥从湿化，是故下利清谷之四逆汤证。食谷欲呕之吴茱萸汤证，莫不以太阴主方为治，此即阳明从中气之大验也。若夫厥阴一经，阴之初尽，即阳之初生，其体则阴，其用则阳，阴盛则死，阳回则生，所以论中云："厥深则热深，厥微则热微，厥多热少则病进，厥少热多则病退，其阳之可贵如此。"盖厥阴主风，于易为震卦，其发育之机，全赖一阳初动于下，为中见之生气也。夫风动于上，则为吐蛔，阴陷于下，则为下利，所以乌梅丸方酸苦救阴，必用辛热回阳，推之当归四逆汤。麻黄升麻无非从本气主治，惟厥阴内含相火，相火微弱，则从寒化，相火壮实，则从热化。昔人谓厥阴为寒热错杂之证者此也，是故少阳生气未绝则有下利欲饮水，及热利重之白头翁症，下利见其可也。

——《中医杂志》① 1923 年第 5 期第 16～24 页

---

① 《中医杂志》由上海中医学会发行，王一仁等人主编，于 1921 年创刊，1930 年停办，共发行正刊 30 期。

薛 文 元

薛文元（1867—1937），名蕃，字文元，以字行。江阴市黄塘镇人。出身贫寒，曾在邻乡药铺当过学徒，后师从江阴名医柳宝诒学医多年，出师后至上海谋求发展。1931 年，薛文元受上海国医公会委派出任上海中国医学院院长，薛氏提出“振兴中医事业，莫过于优先育人”的理念，以正规的学院教育为先导，使得中医教育质量迅速提高，是近代上海中医界颇具影响力之人物，丁甘仁、夏应堂等前辈皆敬重之。1936 年，薛文元因身体原因辞去医学院院长之职，由江阴籍名医郭柏良接任。

纪念三一七之真意义

今日何日也？三月十七日也。三一七与国医何关？一年中三百六十有五日，何日不可定为国医节，胡必定于今日？如“四一四”，俗谓吕祖诞日；“六二八”，俗谓药王诞日，与医药都有历史关系，又何必舍此而取彼耶？更如“劳动节”“儿童节”“妇女节”“教师节”一类之名称，吾尝闻之热矣。“国医节”则未之前闻也。曰：“此国药界空前未有运动之纪念日也。”医药之兴替，有关于民族之强弱。吾华自立国以来，四千余年，民族之众，人口之数，冠于世界各国，则吾中华国医之技术，自必有其特长，适合于国民之生活状况，于是乎有此伟大之成绩，而为世界之各国所不能企及者也。不谓乃有“废弃中医”之主张，发现于一八之际。当是时也，举国上下，认斯举为摧残民族，胡能容其发现于三民主义青白旗帜之下，于是全国医药界，集中于海上，作正常之抗议，为请愿之运动。当局鉴于民意之难违，明令撤销，而此全国医药界空前未有运动集会之日，即当年今日之“三一七”也。是“三一七”之历史，实较一年之任何日、全国之任何节，为有重大之意义。盖不仅与国医药界之本身发生关系，实吾中华民国之全民族，由帝国主义宰割之上，砧俎之下，抵抗奋斗，还复自由之纪念日也。是则定于今日为“国医节”，而举行纪念，正所以唤起民众，对于国医国药，有正确之认识，而国医药界之同心，既负民族强弱重大之使命，更应力媒保障民众之健康，宣传常识，实行卫生之工作，发扬医药之技术，努力改进，顺应世界之潮流，则于今日举行“国医节”纪念“三一七”，方为有真意义耳。

——《国医杂志》1935 年第 13 期第 18～19 页

示毕业诸生

本院自王一仁、秦伯未、严苍山、许半龙诸同志，开始创办以来，惨淡经营，不幸屡遭颠沛，几濒于杌陧。民之十八，由中医协会（即今之国医公会）接办以后，经殷故院长受田、包前院长识生，续负整理之责，渐有来苏之象，虽经济竭蹶，而勉力支撑，果毅之心，殊堪佩也。自“一·二八”沪案突起时，公会因历年筹拨院费及举办灾民收容所医药事宜，本身经济，既形支绌，而诸同志在变乱以后，同感困难，公私交困，逐陷于停顿之境。惟慨念中医前途，外遭西药之侵略，内遭西医之抨击，正在风雨飘摇之际，全国学校机关又寥若晨星，非但固有之基础，不忍听其倾覆，而百数莘莘学子，又焉忍令其流离。旋由数度之磋商，经朱鹤皋同志，慨然出任艰巨，主持院务，负经济全责，遂改赁庑舍于今址，始宏规模。余虽忝长斯院，因人成事，徒碌碌之抱惭耳。一年以来，院誉益隆，非当局者之忠勤于所事，曷克臻此！今又逢第四届毕业之期，满园桃李皆英俊之才，有不得不示于诸生者，其谛听之。其一，当频念母校缔造之艰难也。由本院之沿革以观，须知成才之不易。此去杏苑之中，自可各树其职，惟须随时随地，为母校宣扬，以促进母校之发达。倘异日成为最高之学府，庶不负历来各同志之苦心，而中医前途，亦具有转捩在焉。其二，当铭志诸教授诱掖之裁成也。从学识之灌输，未能尽达于科学之途径，莫为之先，欲契而无从；莫为之后，虽美而勿彰。将来改进之责，发扬光大，胥付于诸生之肩也。其三，则国难方殷，魏绛和戎，屈伏于苟安，句践忍辱，训聚犹有待。而医难亦方炽，彼为虎以作伥，徒充走狗，快截长以补短，放厥异彩，具世界之目光，作中流之砥柱。振兴中医，挽救国难，两重之使命，舍青年其谁与共负耶！

——《中国医学院毕业纪念刊》1933 年第四届卷第 1 页

为本会建筑会所告会员书

本会自前次通过建筑会所以来，已有数月，筹募基金，尚鲜成数。若任其迁延，与本会前途殊多影响。且吾国医，时至今日，无时不在飘摇之中。既受西医之攻击，复被政府之漠视。稍具知觉者，能不痛心乎！夫西医与国医，同为人类谋健康，政府何厚于彼，而薄于我也。若谓我国医无系统，不科学，何人民至今而仍信仰乎！可知吾国医确有系统，确有科学之价值在。而今之所以衰落者，实吾国医一盘散沙，不知团结所致耳。语云：“国必自伐，而后人伐之。”旨哉斯言！若吾国医早有坚固之团结，则西医安能施其魍魉之技，而政府又安能漠视至此哉！本会诸会员，犹忆民国十七年卫生会议，有废除中医一案。若斯时无全国国医联合会之团结抗争，则吾国医又安能有今日哉！于此可知，团结为吾人基础。是故有团结则存，无团结则亡。本会为沪上医团之领袖，全国模范，一举一动，无不有重大之关系。夫会社所以雄壮观瞻，巩固基础，一切事业之发展，胥赖于斯。乃本会提议至今，尚未成功，凡吾同志，宁无愧乎！虽然，此事工程浩大，需费殷繁，决非少数人之力量所能办到，必赖群策群力，始克有成。本会会员，不乏明达之士，当此国医危险之际，必能抱无限之决心，踊跃输将，不论多寡，聚沙成塔，集腋成裘，倘能万众一心，共襄此举。俾会所得早观厥成，使一切会务由此开展，则本会前途遥遥，未可限量。不但本会之幸，亦国医界之幸。国医界之幸，亦全国同胞之幸。愿吾同志，共起图之。

——《上海市国医公会会员大会纪念特刊》1934 年第五届卷第 1 页

对于《光华》二周纪念热烈之期望

中华医药，肇始于农皇，有数千年光辉之历史。国族民生，赖以延续，厥功伟大，匪言可喻。慨自时代变迁，西洋医药流入中土以来，国人醉心欧西文明，趋之若鹜，致吾国医药，遭受唾弃，医药生命，不绝如缕。于是有志之士，群效秦庭之痛哭，抱越王尝胆之苦心，纷纷兴起，组织医社，发行刊物，大声疾呼，慷慨激昂，震动全国，气象为之一新。呜呼！吾数千年博大精深之固有医药，不至中华民国而斩者，实赖全国热心医药同人，主持公论，一致奋斗之力也。虽然，吾人今日若再以冷静之头脑，聪明之理智，进一步之检讨，则觉国医药界处境，任然荆棘满地，暗礁殊甚，而在非常危险之时期也。

《光华》医社，诸同人学识优良。凛乎医药之危机，出具奋勇精神，创办医刊，作砥柱中流，挽狂淘于将倒，发刊于两载，本阐扬学术为职志，中西学说，兼收并蓄，无党无派，一秉大公，且办事敏捷，杂志每月十五日出版，从未间断，此种精神，可谓国医药出版界无仅有，故不但中医药界欢迎，即西医亦多订阅，口碑载道，盛极一时。余得而言曰："今日大众对《光华》信仰与好评者，实《光华》同人努力之结果也。"

兹届二周年纪念，本焕发之精神，刊行纪念特大号，检讨过去，策励将来，意义无穷。余希望光华同人，仍本一贯坚强之毅力，清晰之头脑，缜密之思虑，努力奋斗，毋怠毋忽，唤醒同道，纠正谬误，领导群伦，同臻佳境，使我数千年之国粹，发扬光大，与日月并灿烂，而得炫耀于世界，是则本人所热烈期望于《光华》者也。

——《光华医药杂志》① 1935 年第 3 卷第 1 期第 2 页

① 《光华医药杂志》1933 年 11 月 15 日创刊于上海，由朱殿担任编辑，余济民为发行人，1937 年因淞沪会战被迫停刊。

曹颖甫

曹家达（1868—1937），字颖甫，又字尹孚，号鹏南，晚号拙巢子、拙巢老人。江阴市澄江镇司马街人，祖籍为江阴市周庄镇，乃江阴伞墩曹氏第18世。曹颖甫出身于书香门第，其伯祖父曹毓瑛为清朝大臣，慈禧太后曾赐予匾额“砥砺廉隅”。其养父“深通中医，家人患疾，从不延医，自家处方服药，无不霍然病痊”，因此曹颖甫在业儒之余亦略通医理。1902年，曹颖甫中为举人，两年后应征选知县不应，于是弃儒从医。后受丁甘仁之邀，任教于上海中医专门学校，主讲国文及《伤寒论》《金匮要略》，教学之余在慈善团体广益善堂、同仁辅元堂坐诊。其善于书画，尤爱画梅，上海期间亦贩售字画补贴生计。1937年“八·一三”事变后，曹颖甫由沪回澄。是年12月4日，曹颖甫为保护一被日寇施暴妇女，痛斥贼兵，被日寇刺中腹部，三日后（12月7日）去世，终年七十岁。

曹氏一生授徒众多，著有《金匮发微》《伤寒发微》《经方实验录》等医书，并有《梅花诗集》《气听斋骈文零拾》《评注诸子精华录》《汉乐府评注》等诗文集。其学生当中，章次公、秦伯未、程门雪等均是中医界栋梁之材。

唐姓缝工治验案

唐姓缝工，江右人，寓白克路，其子以痘殇。唐意甚惨沮，心痛，三日后，渐痛至期门部位，更从缺盆上斜出于背之左，痛及膈俞，并牵掣背上太阳经络俱痛。闻予能医，来就诊。予曰：“此经络为病，当用针灸。”唐疑予吝，强之，予诊其脉，抑塞而不扬，知为伤痛过甚，气结而血菀于上也。盖心主血，心亦主脉，血菀故脉道不利。因用制乳香、制没药各两钱，生党参三钱，全当归三钱，忍冬藤五钱，丝瓜络二钱，生黄芪三钱，绍酒一杯，和水煎，一服而痛定，再服而左手能举，四服而病若失。越三日，又病眩晕，但能卧，起坐即房室器物皆转。予诊其脉，两寸甚大，而关尺俱弱。予曰：“此阴虚血亏而生风也。”盖前此血菀于上，攻发太甚，病虽速愈，而阴血早亏，孤阳无偶，故上逆而为头目眩转。予素不喜扶阴，至此不得已而用之。因用大熟地一两、生党参五钱、天冬八钱、玉竹四钱、甘草一钱，一服而愈。愚者千虑一得，不敢自私，敢以质之高明。

——《中医杂志》1922 年第 1 期第 76 页

郑稼生头痛治验

郑稼生，武进郑士敬子。士敬自北道归，寓苏之苍龙巷。乙未春，予适就巢梧仲家教读，巢寓张思良巷，与郑氏寓想去密迩。一日，稼生以头痛来就诊，予审其病状，则自囟门而下，牵掣右耳后，连右肩俱痛。诊其脉滑而濡，予曰：此必寒湿挟风，中于脑部。原有之饮邪，乃为风力吸而上僭。细询其头痛巅末。稼生云：“自癸丑春日在京师剃发，以冷水淋之，出门更冒大风，因得此证。”既又询其平素有痰于否？稼生曰：“甚多，但近来更甚。”予口：“此证当以祛风为先务。”仲景所谓“先治客病，后治本病也”。方用独活三钱、藁本三钱、天麻四钱、羌活一钱半、荆芥一钱半、防风二钱、僵蚕三钱。盖此证系风温外抟，清阳不能上达巅顶，加以原有留饮，两湿相抟，内外交困，非先达其表邪，则内蕴之湿痰，势必加剧，但年久恐难奏效耳。诊毕，稼生持方去。明早来复诊，告予曰：“痛已减三之二。”诊其脉，一如昨日。予曰：“未已也。”随于原方中加细辛一钱、白芥子八分、大戟末一钱。书方毕，询其大解燥结与否？稼生曰：“素为溏薄。”予曰：“明日当得燥粪。得燥粪，则病根全拔。”稼生问故，予曰：“水气为外风所摄，升而不降，则上湿而下燥，胃中之津液不充，则亦燥。所以日见溏薄者，乃痰涎之旁溢，非太阴之湿寒也。”其明日，稼生使人来告曰：“今晨累下燥粪，色黑而坚。”予因嘱来人传言：“可五剂后再诊。”后五日，稼生来，头已不痛，二便通调，饭量增加矣。

——《中医杂志》1922 年第 2 期第 89 页

刘姓虚疟治验

扬州刘孝全，旅食于上海。体羸弱，有烟癖。自去岁八月病，时眠时起，至冬未愈。日晡形寒，夜则壮热，侵晚微汗而解。向由郁闻尧诊治，所投清凉润燥之品，迄无效。既而延予诊治，予诊其六脉虚弦，曰：“此虚疟也。”无论寒热，俱有定时，为疟之显据，而疟脉自弦。《金匮要略》亦有明文。半表半里之邪，既非清凉润燥，所能奏功，加以日久体虚，即柴胡、黄芩，亦宜慎用。方用生党参五钱、茯苓三钱、白术三钱、炙草一钱，加常山一钱、草果仁二钱、小青皮一钱五分、生姜三片、红枣十二枚。一剂而愈。予因记往年用此法以治间二日疟，无不应手立愈。良由正虚邪实，舍扶正邪抑之法，而狃于治疟成方，正恐邪未尽而正益虚也。

——《中医杂志》1922 年第 2 期第 89～90 页

同乡宋子载家痰饮治验

宋子载之妻，年已望五。素病胸膈胀痛，或五六日不得大解，夜睡初醒，则咽燥舌干。医家或以为浮火，或指为肝气，花粉、连翘、玉竹、麦冬、山栀之属，多至三十余剂，沉香、青皮、木香、白芍之属，亦不下十余方。二年以来，迄无小效。去年四月，延余诊治。余诊其脉双弦，曰："此痰饮也。"因用细辛、干姜等，以副仲师"温药和之"之义。宋见方，甚为迟疑，曰："前医用清润之品，尚不免咽中干燥，况于温药!"予曰："服此当反不渴。"宋口应而心疑之，其妻毅然购药，一剂而渴止，惟胸膈胀痛如故。予因念《金匮要略》"悬饮内痛者，用十枣汤下之"，予遂书制甘草一钱、大戟一钱、炙芫花一钱，用十枣浓煎为汤，去滓，令服如《金匮要略》法，并开明每服一钱。医家郑仰山与之同居，见方力阻，不听，令减半服之，不下。明日延予复诊，知其未下，因令再进一钱，日晡始下，胸膈稍宽，然大便干燥，蓄痰未下。因令加芒硝三钱，使于明早如法服之。三日后，复延予复诊，知其下甚畅，粪中多痰涎，遂令暂行停药，日饮糜粥以养之。此时病者眠食安适，步履轻捷，不复如从前之蹒跚矣。后一月，宋又延予诊治，且曰："大便常五六日不行，头面手足乳房俱肿。"予曰："自痰浊既行，空隙之处，卫气不充，而水饮聚之。"《金匮要略》原有发汗利小便之法以通阳气，今因其上乳壅阻特甚，且两乳胀痛，不得更用缓攻之剂。方用制甘遂一钱、大戟末一钱、王不留行二钱、生大黄三钱、芒硝三钱。一泻而胀痛俱止，宋因询善后之法。予因书苍术、白术各一两，炙甘草五钱，生麻黄一钱，杏仁三钱，令煎汤代茶。汗及小便俱畅，即去麻、杏。顷闻一剂之后，永不复发。予按：十枣汤一方，医家多畏其猛峻，然予用之屡矣。一治恽禹九之孙祥官，再治无锡强鸿培，现开色饭作在四马路，及此而三焉。余存此案，非惟表经方之功，亦以通世俗之弊也。

——《中医杂志》1922年第2期第90～91页

记卞葆堂治验

杨生绍彭，寓大通路之西新康里，乡人卡葆棠为之佣。杨固爱月眠迟者，二月七日，夜既深，嘱佣购物于市。时方夜定，飘风从西方来，飒然襟袖间。明日即病寒热，六七日不解，始而胸痛，继连两肋，终及臀肉刺痛，忽作忽止，终夜转侧，不胜烦苦。是时卡不在杨寓，居舢板厂桥北小寓楼上。会雨夜，杨生延予诊治，予即与杨生往。诊其脉，六部并弦滑，予曰：“寒热皆有时定，信乎？”病者曰：“日入而背寒，中夜而热甚，天明即退，俱无所苦。所苦者，三处之痛耳。得毋疟乎？”予曰：“否。”此为太阳少阳合病之伤寒，少阳为枢，主开合，邪在半表半里，故有寒热往来之证。且胸胁皆少阳部位，今胸胁作痛，正为少阳确据。惟腨腘臀肉之间，皆太阳经脉所经。今臀肉刺痛，寒邪尚在太阳。当时立方，即以小柴胡汤加桂枝、浮萍。其明日，日未悬车，杨生来，予亟询病状。则以服药无效对。随与杨偕视病者，先问其胸胁，病者曰：“服药后，胸胁便不痛，但臀痛不堪耳。”予因诊其脉，不弦而浮。予曰：“病已减去太半，但药力稍轻耳。”《经》云：“通则不痛。”人一呼，脉行三寸，一吸，脉行三寸，周身上下，循环无已。脉道之中，尽为营血。今太阳经脉中，必有瘀血为之阻滞。新血冲激而过，是以刺痛时作，是宜通络开表。方用忍冬藤三钱、丝瓜络三钱、白芍三钱、制乳香二钱、制没药二钱、麻黄一钱、生姜一块、红枣五枚。外用浮萍四两，浓煎熏洗。书毕，付病家而出。途次，杨生告予曰：“予因服药不效，已延西医，谓中医取效甚缓，不如西法之速。且此证非六零六不为功。”日暮，杨生偕西医往诊，书药单一纸，令德国医院购药水。既而病者服予药，且熏洗。既毕，安睡良久，比醒，绝不知痛，寒热亦退。于是置西药而不复用。是役也，卒能战胜西医。予故书此，以勉今之研究中医者。

——《中医杂志》1922 年第 3 期卷第 66～67 页

记许盥孚唐姓妇人脑疽治验

许生盥孚，吴江之芦墟人，诗宗汉魏三唐，有隽才。去年肄业中医校，常以词翰相过从。有宁波唐姓者，与予同居，其妇患脑疽，三日矣。以不甚肿痛，易之，许适至。予戏谓唐曰：“良医也。”唐因欲延许诊，许不可。予故强之。诊而出曰：“殆矣。病在督脉入脑处，属足少阴，色大赤而肿痛，则易治；今见白陷，又不甚痛，此其难者。”且按其两脉，沉细而微，寒邪深伏少阴，不言可知。为今之计，当见令其自阴达阳，是宜阳和汤加减。临行，谓唐曰："明日赤肿而疼，则虽甚不害。"明日，许生来，唐告以肿痛加剧。曰："可矣。"既复诊，许曰："未也。"今虽肿痛而赤，头尚平陷，中未成脓。陷则提之，虚则托之，此其时矣。投以仙方活命饮，白芷以排脓，生芪以补气，当归以和血，乳、没以止痛，皂刺、甲片以穿头，二剂而脓溃，七日而痂结。唐姓至今称道之。若夫所用膏药、敷药，当时未暇问许生，故缺而不备。

——《中医杂志》1923 年第 6 期第 60 页

记痢疾治验

痢疾一证，《内经》谓之滞下，《金匮要略》直谓之下利。利者，不利之谓。如乱臣之乱训为治，胜国之胜训为败，是其例也。凡下利之证，非脉形洪数、面赤而大渴引饮者，皆属太阴。盖下利者，必腹满而痛，腹固太阴之部分也。是故，由瓜果而停滞者，则肉桂、丁香以消之；由寒湿而停滞者，则炮姜、白术以消之；由冷食而停滞者，则大黄、附子以消之。予向在乡中治痢证，往往以此奏效。今特罗举大概，为同志者详述焉。

一为任姓剃发匠，好食瓜果，七月下旬，腹痛而痢，日八九次。诊其脉，弦而滑。予曰："此夹湿证也。"太阴为湿脏，土湿下陷，则木乘上虚，因而腹痛。方用炮姜五钱、白术四钱、炙草二钱、公丁香三钱，一剂而愈。

一为邢姓中年妇人，日夜下八九十次，口淡不喜饮。诊其脉，甚微细，而右关颇坚实。予曰："此太阴少阴合病也。"方用炮姜三钱、桂心一钱、生军二钱、附子二钱、丁香八分、茅术二钱、枳实一钱、小青皮二钱。曰："服此，渴而思饮则愈。"明日果大渴，而痢止矣。

一为解姓缝工，日夜下利赤白。诊其脉，六部皆滑。予曰："此桃花汤证。"遂投以《金匮要略》原方而酌减之，亦一剂而愈。

一为李惠安，因夜半食井底西瓜，下利后重。服丁香一钱、炮姜五分，两剂而止。

去岁秋季，寓小西门兴业里、同乡季辅臣下利腹痛，日数行。诊其脉，濡而滑。予按《金匮要略》“宿食篇”所载“脉滑者为宿食”，且滑中带濡，阳气不宣，投以大黄附子汤，二剂而愈。未几，邻居皮工某，亦以此病来诊。予诊其脉滑疾，手足冷，投以四逆汤，二剂愈。

计生平所遇下利证，未易著手者，凡有三证，今并详述如下，与同志诸君参研焉。

一为某庖人妻，产后三日，因天时亢热，居室湫隘，露宿一宵。明日，壮热无汗，腹痛，利下赤白，瘀血不行。此光绪丁未（1907）六月二十日事也。时天气酷蒸，产后瘀血未清，百脉空虚，虚则生寒，再加以新凉外束，恶露停滞，阳气内郁，因而生热。且脉来芤且革，芤为血虚本象，革为虚寒相搏，而证情又是湿热夹滞。此时清其热，则碍于瘀血，瘀血得凉，势必停滞不行。欲从产后宜温之例，又恐湿热加剧。不得已于温下方剂中，参用白头翁汤，方用炮姜五钱、附子三钱、桃仁一两、生大黄二钱、红花一钱、白头翁三钱、秦皮三钱，益母草煎汤代水。一剂而恶露下，表热退，二剂而利止。所以用白头翁、秦皮者，以其血虚生热，病在足厥阴也。所以用炮姜、附子者，因其热在厥阴，寒在太阴少阴也。此仲师黄连汤之例也。

一为北洋轮船茶房徐姓，其人初病寒热，日晨背寒，久乃发热，半夜汗出热退。八九日后，忽然腹痛下利，延余诊治。予诊其脉，五部皆微而缓，右关独坚韧有力。予曰：“此食滞也。”然太阴少阴俱病，不可以寒下。方用生大黄三钱、附子四钱、枳实三钱、炮姜三钱、桂心四分、炒白芍三钱、芒硝二钱、小青皮二钱，一剂而大下痛止。然利仍未已，但稍通畅耳。诊其脉，滑而缓，予意病气悉传太阴，因用生白术三钱、茅术三钱、炮姜三钱、附子一钱五分、生姜三片、红枣十二枚。三剂后，每日下一二次，三五日不止。予因于方中加赤石脂五钱，仍不愈，且每下必矢气。予不得已，令其用诃黎子研细末和粥服之，始觉霍然。今在闸北开设澄丰酒肆，不复作航海生涯矣。考其致病之由，长夏魄汗未尽，猝为海风所迫，留于半表半里，秋气渐收，太阳经气不行，因而成疟。所谓“夏伤于暑，秋为痎疟”也。此时少阳之邪，不使外达于太阳，自必内陷于太阴。疟之变为下利，职此之由。加以时当深秋，衣被单寒，寒沍于表，湿停于内，饮食不节，中气益阻，此其所以为寒湿夹滞之下利也。

一为缪姓小儿，腹痛下利，发热，《经》言肠澼身热，法在不治。然考全身疼痛、腹满，乃是太阳太阴合病。发热而身痛，证属太阳。腹满而痛，证属太阴。予按仲师法，先授以桂枝汤，身之疼痛止，表热亦衰。窃意投以四逆，可应手愈矣。不意连服四剂，小便难多，而利仍不愈，且不欲食，胃气不绝者如线。予曰：“此药败胃也。”因即令其停药，每日以干姜三钱、乌梅肉三钱煎粥饮之。八日后，始得大解。十二日，易粥而饭，仍日下三两行，二十四日乃瘥。予见近人治利，多用白头翁汤。窃意下利臭恶、脉数者，当用此法。余者究非所宜。谓予不信，实验难诬，敬告同人，幸勿以斯言为河汉也。若夫困于酒食，由湿热壅蒸而成者，当与宿食同治，不在此例。

——《中医杂志》1923年第7期第1～3页

曹颖甫先生致本社书

《春秋》社诸君大鉴：

今者西医某攻讦中医甚烈，举国昧昧，赖诸君力起而争之，幸甚幸甚！虽然，则有不能已于言者。诸君之为此，特为振兴中医计乎！。抑徒为口舌之争，以求逞于一时乎！夫中医至今日，其失坠也久矣。中满当温也，则用平肝之剂以误之。痰饮当温也，则用清肺之药以误之。实热当下也，则用轻清之药以误之。表寒当散也，则用辛凉之剂以误之。虽有经方而不敢用，偶有一二知识过人者，方将斥为怪物，挤排不遗余力。当时病家又甚乐医家用药之不能杀人，而相与簧鼓。嗟乎！以今日不足齿，数之中医，乃不惮出死力以相摧抑。吾方怪西医无识，而视中医之已重也。然则吾将助西以抑中乎？曰：“是不然。”西医之失，不可掩者，凡有数端：其所最注重者，曰解剖。就予所亲见，死于解剖者二人，而传说者，不与焉。一为福建罗俊甫妻，始病吐血色黑，继而下血亦如之。以予观之，是为素有之蓄血，一旦倾倒而出，即当温补以善其后。某医师乃谓："胃中有痈。"剖而视之，无有也。不崇朝而死矣。一为美教士华而德妻病，某医师以为肠中有虫，剖之无有，也不崇朝而又死矣。夫中医岂无杀人者？而视人命如鸡豚，断不若西医之甚。其不可恃者，一也。截疟作胀，中医之学识也。西医愈疟，除金鸡纳霜外，别无他药。予亲见冯生惠连，服金鸡纳霜后，疟愈。半月即病，腹大。未及半载，竟以鼓胀而死。其不可恃者，二也。仲景《伤寒论》，每曰"胃中有燥屎"，夫岂不知燥屎之不在胃中哉？胃中燥，实食滞不下行者，皆得以燥屎例之。所以防后人之误为肠实也。西医于胃实证，多用导法，不知肠实虽去，胃中未动，热必不清。设此时不下，必无生理。下之而肠受重虚，亦必无生理。予所见者，为宁海石墨园之弟，死于导法。其不可恃者，其四也。西医于下利，不问虚实寒热，皆用草麻子油以下之。予曾见张尔常先生，以素有痰饮之人，一旦病寒湿下利，某西医实用此法，下利不止，二日而死。设用温药，宜必可救。由此观之，其不可恃者，五也。他如伤风、痧疹，当避风，而西医必取空气；伤寒当发汗，而西医必用冰帽。吾知因是而死者，又不可胜数矣。然吾甚愿诸君力求古义，冀绵中医一线于绝续之交，毋令全国国人，草菅于他族，而莫之救也。区区之情，统希亮察！

——《医界春秋》① 1926 年第 1 期第 22～23 页

西医年来之治案

朱彭甫，不知何地人，寓居小西门外，与江阴杨绍彭同居，甚相得也。予与彭甫不相识，会杨病腹痛，朱至予寓代延医，始识之。杨固阳

① 《医界春秋》创刊于 1926 年 5 月，由上海医界春秋社创办，于 1937 年 3 月停刊。

明太阴同病，予投以大黄附子汤剂，愈。朱甚心服之。予以六月二十七日回里，朱患泄泻。于二十八日，杨代朱延予，予不在申。因延邵成夫治之，不应。朱愤甚，遂往来东南医院，西医某授以冰枕，加以冰帽，更加块冰于腹部。二十余日，热度愈高。杨招予往医院视朱，正在七月二十三日夜间。当时已昏不知人，杨拟令其出院，仍招予诊。明日，杨忽病太阳伤寒，予为用麻黄汤加葛根，既愈。使人视朱，朱已死矣。按：人身之血液，遇冷则温度愈高。今以无病之人，于冬令握冰，或置乎雪中，必然壮热，遏之愈甚，则发之愈炽。今以全身置于冰窖，有一息生气，热度有不加剧者乎？若夫热度渐低，则胸腹阳气已压迫净尽，其人固已死矣。朱之泄泻，虽不知其为寒为热，要为湿胜无疑。设投以平胃、理中，未必无一线生机，断无冰至二十余日，不求改良治法，而坐视其死之理。在彼虽自以为不杀人，吾意清夜扪心，必多负疚也。

——《医界春秋》1926年第5期第4页

毕业刊序言

予性多疑，行医三十年，偶一不当，辄自咎。或求其生而不得，或发其病，然后药，病家以为药误，而功败垂成。或信任太过，病去而正气不续，危而不持，焉用彼相。呜呼！此不操刃而杀人之术也。医固可以立教乎哉！虽然，业患其不能精进耳。语云：“前车之覆，后车之鉴。”自章生次公、徐生衡之与陆君渊雷创办国医学院，毕业者于今三届矣。立教大法，以南阳为不祧之祖，而东洞副之。叶、薛以下，不过备病后调剂而已。予自顾生平以长沙方取效者，不可粒举而砂算，然遇危急之证，往往中夜彷徨，不胜忧惧。古之人有言曰：知之非艰，行之惟艰。吾愿诸生，自兹以往，凛乎若朽索之驭六马，以无负所学者。无负病家，则不特本校校长太炎先生所期望，鄙人亦与有光荣矣夫。

辛未四月江阴曹家达序

——《上海国医学院辛未级毕业纪念刊》1931年纪念刊第27页

名医徐鹿苹传

徐鹿苹者，吴江人。治伤寒学，貌甚寝。与之言，蹇涩不了了，皮相者皆笑之。家贫不足糊口，东游上海，即由同乡钱自严荐至神州医校，月三十金有成言矣。汤逸民在上海中医专校，罗而致之，俾援伤寒学，从所能也。性兀傲，遇事不能低首下心。不两月，辄罢去。既而洞庭席氏，设惠旅医院，聘为中医部主任，既主益思尽瘁以自显。每遇重症，至中夜不寐。有患肠痈者，腹痛不可忍，更数医矣。甫抵院，惫甚，默默不语。鹿苹诊其脉，曰："可治也。脓尚未成，当下之。"于是用经方大黄牡丹汤合败酱散投之。服药后，病益剧。既下，仍不止。鹿苹因倍其药，自为作大齐汤，每剂用大黄两余、败酱草五六钱，凡五日而毒下尽。予适至院，鹿苹喜曰："此可以告我友朋矣。"因出方笺相示。子固心韪之，以为仲景方剂可以折服群盲矣。未几，又为群医所嫉，潜于席，以为汤药太重，失之险且非医家常法，席不察，又罢去。既而大麻金子，久聘为伤寒学教授，以诲其门弟子。金弟子凡八十有六人，鹿苹语硬涩，而加疾，听者不能悉，则代之以笔，每证必究其所从未及其误治变迁，群弟子皆叹服。余诊余必诣鹿苹所，与之论疑难症，鹿苹亦心安之。余尝访鹿苹，余尝访子久，盖翩翩美少年也。年余子久女劳瘅死，鹿穷无所归，会徐姓病伤寒少阴证，夜不能寝，时不利，更数医矣。自知必死，求能愈是疾者。或以鹿苹告徐，喜延鹿苹诊。诊毕，鹿苹曰："病虽危不死。"此少阴负趺阳，法在当下。乃用重剂大承气汤，一夕而瘥。徐大悦，广为延誉。会有戴姓妇将死，闻之，延至家令诊治。鹿苹诊其脉，观其色，曰："是非死证。"色浮而不滞，脉虚而有根，无死法。于是鹿苹居楼下，病妇居楼上，夜中三四往返，问其状而酌剂药物，二十余日，若无病者然。戴喜甚，馆鹿苹于家，教其女，并为榜门求诊。有病食温者，汗出而热不退，时忍风，投以表药不应。鹿苹曰："此非太阳证，散之太过，阳气浮于外，当用苦降。"乃于原方，加细川连三分，一夕而热退汗止。其他详鹿苹笔记中。嗣是寓戴氏者二年。或议其方剂太重，闻者稍稍畏忌之。求诊者盖无几矣。鹿苹亦倦而思归，以丙寅三月卒于家，其乡人徐访儒云。

曹家达曰："医虽小道，行不行亦有命焉。"其授教于中医专校也，以伤寒蓄血证，喜忘，字不可解，改"忘"为"妄"字。解之曰："忘为无心，喜为有意，以有意作无心，此为理之所必无，故知必'妄'之误。"且妄为狂之渐，以篇中节次论，合下节皆伤寒蓄血证，由忘而狂，正犹坚冰之至，始于履霜。若于忘言妄动之候，下以桃枝承气汤，当可免发狂之变。学生大哗，以为谬改经文。独秦生伯未心许之。既罢去，与秦生相约于梦花楼，立谈移时，至于流涕。彼无异故，良有感于举世茫茫，知音不可多得也，而鹿苹竟爵爵死矣。悲乎哉！

——《中国医学月刊》1929 年第 1 卷第 8 期第 33～34 页

江苏全省中医联合会月刊增刊汇编序

联合会之成立也，于今一载有半矣。当时政府有监制甄别医士之议，赖本会会长李平书先生出而与当道抗议，乃免。只既平一时，四方医士卧薪尝胆，属稿置邮，日月以继，《联合会月刊增刊》皆从此朔，此以见吾道之不孤，天下事尚可为也。其间编纂之劳难，李平书先生总其大成，王生一仁、秦生伯未亦与有力焉。嗟乎！业患其不精，无患有司之不明。医虽小道，将于一诊察间，操生杀之柄，不及此时精益求精，总令当道者不加可否。其能免罪谪于清夜乎？今将一载以来成绩，汇为一编，门类昭然，略无淆杂之弊。世有好学深思者，将由此得神悟焉。则联合会此举，何莫非为山之覆篑，黄河之滥觞乎？当道诸公，方将神明奉之，监制云乎哉！甄别云乎哉！虽然，凡是莫不敬慎于始，而陵夷于所终。监制甄别之说，今不见告终，本会向有派员检定之议，迄今尚未实行，今者不励，后将如何？昔里革断罟，以谏夏滥，鲁宣公藏之，朱云折殿槛，谏用张禹，汉成帝诏弗修以旌之，彼非欲稍留陈迹，顾諟而加儆乎。

然则是编也，起于联合会之成立；联合会成立，由于与政府抗议之后。夫固视鲁宣公之于断罟，汉成帝之于折槛，尤为怵目刿心者也。兔爰之诗曰：“尚寐无吪，尚寐无听，尚寐无觉。”请庄诵斯言，为四方医士正告焉。

甲子春王月江阴曹家达颖甫氏序于海上气听斋

——《江苏全省中医联合会增刊》① 1922 年第 1 期第 1 页

知医捷径跋

《知医捷径》一卷，钱缙甫先生作也。先生长于经学，文章冠时，老不得志，为苏州府教授，乃悉出其治经之精力，研求《内经》，旁及《伤寒论》《金匮要略》，宋元以来诸家著述，靡不搜罗抉剔，得其纲要。篇中所罗举者皆是也。嗟乎！医学之门径，至繁且赜，自非居简驭繁，正自有终身学之而茫无畔岸者，则《知医捷径》之作曷可少哉！今者先生往矣，回忆苏垣茗叙，述及向者南菁聚处龃龉不入之况，已不胜今昔之感。予去苏垣四载，先生即以前年归道山。嗣是以来，予之飘泊海上，未有竟时，而先生之墓草宿矣。今令嗣夔若将以是卷付梓，索序于予。顾序则先生自为之，聊缀数言于后，以志斯卷之刊行。不惟幸先生有子，亦当借以自励也。

宣统退位后十三年岁在甲子春正月世愚侄曹家达跋

① 《江苏全省中医联合会增刊》1922 年创刊于上海，由李平书主编，是《江苏全省中医联合会月刊》的增刊汇编。

蒋 维 乔

蒋维乔（1873—1958），字竹庄，别号因是子，曾皈依佛教，法名显觉，江苏武进人。20 岁时中秀才，后肄业于江阴南菁书院。1903 年应蔡元培邀请，赴上海担任爱国学社、爱国女学教员。辛亥革命后，曾任教育部秘书长、参事，1922 年任江苏省教育厅长，1925 年任东南大学校长，1929 年受聘为上海光华大学哲学系教授、诚明文学院院长等职。新中国成立后，蒋维乔任上海文史研究馆副馆长，并开办了中国第一个气功门诊。

蒋维乔是现代著名的教育家、哲学学者、气功学家，其所著《因是子静坐法》畅销全国及欧美、东南亚诸国，另有《因是子静坐卫生实验谈——中国医疗预防法》《中国的呼吸习静养生法——气功防治法》等著作。

曹颖甫传

我苏之江阴，昔有南菁讲舍，大江南北高材之士，多肄业其中，或深通经术，或擅长词章；其为人，或笃厚淳谨，或风流放诞。己未年，余与颖甫先后入南菁，而余以狂名，颖甫以戆名，人皆呼为曹戆。颖甫曰：“善。”亦辄自称曹戆焉。余之初遇颖甫也，彼此眼高于顶，觌面而不语。继而在宜兴储南强斋舍中不期而相值。南强温文倜傥，同学中皆乐就之，与余尤称莫逆。南强指之曰：“此曹颖甫，诗文大家也。”余曰：“即曹戆也？”颖甫辄应曰：“是也。”余斯时因养病习七弦琴，略知数引。颖甫闻琴大喜，每日至余处静听之。尝云：“曹戆向不肯下人，今于君乃心折矣。”颖甫于研求经训之外，肆力于诗文：其为文，初学桐城，更上溯震川庐陵以达晋魏。其诗尤超绝有奇气，不为古人所囿，别树一帜。壬寅登贤书，科举废，即绝意进取，征选知县不应。常藉诗文以抒胸臆，而其傲岸之气，又旁溢为画梅。画拟冬心，而老干挺立，折枝洒落，舍遒劲于秀逸，毕生风骨，尽寓于是焉。颖甫之画梅，必系以诗，诗主而梅客，虽以二者并传，君意则以诗名梅也。余于癸卯离南菁赴沪上，即与颖甫音问隔绝，但闻辛亥革命时，颖甫以巾裹发，不肯去辫，乡人有谋用利剪剪之，则乘夜遁至沪上，久之方归。袁世凯称帝时，各县士绅列名劝进，某太史受袁氏金，为江阴县代表。颖甫于某，论亲则姻叔，论谊则业师，闻之，突诣某所，诘之曰：“叔竟受袁氏之贿，而做此无耻之事耶！我江阴人之颜面，为汝剥尽矣。”某大惊急曰：“无此事，无此事。”一九二七年以后，余息影沪渎，则颖甫已悬壶市南，而托迹于韩康矣。盖颖甫之治学也，不深造则不休，中年肆力于医，乡人亦莫知之。及其应世，凡他医所谓不治之症，颖甫辄着手愈之。且于富者有时不肯医，于贫者则不取酬，且资其药。颖甫之同门友庄翔声有妾，患盲肠炎。颖甫居沪之南，庄居沪之北，路远不便，颖甫则自雇汽车，载其妾以归，为之朝夕诊视。病已十去八九，而患者有嗜好，讳而不言，致未固其元气，病遂革。家人谋归之，颖甫止之曰：“不可。”卒殁于其家。殡殓既毕，颖甫亲登庄君之门，叩首谢罪。其义侠之行类如此。孟河丁氏世业医，创医校于海上，延颖甫主讲座。虑其高傲不可屈也，颖甫乃夷然就之。其授课也，携水烟筒、纸煤一把，且吸且讲，以《伤寒论》《金匮要略》深文奥义，抉择隐微，启迪后进，学者亲炙其绪余，咸心悦诚服，而忘其举动之离奇矣。颖甫年七十，曾开筵祝寿，与余过从之密，如在南菁时。“八一三”变作，即返里，久无音耗。数月以后，其婿来沪，则言颖甫已骂贼死矣。先是，江阴城破，有敌酋入其室，颖甫尚与之笔谈，未有他变。及敌兵蜂拥而至，辱及妇女，颖甫则肆口大骂不止，敌举枪毙之，且刳其腹。呜呼！烈矣！余欲为文传之，以未悉其事状，久而未就。今始得其崖略，故著于斯篇。颖甫姓曹，讳家达，一字尹浮，号鹏南，晚署拙巢。江阴人。著有《古文》《骈文》《气听斋诗集》《词集》《梅花集》《伤寒发微》《金匮发微》，后三种已梓行。

蒋维乔曰："吾乡常州旧属有八县，而江阴居其一，人民夙以气节称。明末阎应元戴发效忠，帅民兵数万，抗清兵十数万，八十余日，城破皆死，无一降者。故江阴号称忠义之邦。颖甫之戴发效忠，虽与阎公趋向不同，而其忠义殉节，则先后一揆。彼身居乱世，遇威胁利诱，而中心漫无所主者，闻颖甫之风，可以稍愧矣。"

——《苏讯》1947 年第 77～78 期第 11～12 页

郭　汇　泰

郭汇泰（1876—1962），字级嵚。江阴县杨舍镇人。儒医郭生春子。初习举子业，十八岁丧父，遵父遗嘱，从堂伯郭子安习医，尽得其传，又至上海医学讲习所学习西医，毕业后入苏州福音医院研究院学习，后返里行医。与同乡邵正蒙时相过从，邵尝受业于无锡张聿青之门，立志为师辑集医案而刊行之，商于汇泰，同事辑录。由是每日诊毕，则灯下操笔，为之誊录，非至子夜不息。期年之后，邵患疾谢世，誊写之任，遂落汇泰一人，不仅瘁其心力，且又重耗其资。1916 年，遇张聿青又一弟子吴玉纯于琴城，汇泰以辑集张案之事告之。吴共襄斯举，以竟大业，于 1918 秋辑成《张聿青医案》，刊行于世。

张聿青医案跋

戊午长夏，《张氏医案》排印将蒇事，追维钞辑之始及其成功，而不禁有余慨焉。幼侍先君读，先君尝与人谈医，亟称聿青先生审病之精、处方之当，不置以吾乡就诊先生，获睹其方案也。岁甲午，先君弃养，遗命从子安家叔习医，居常欲搜求张氏案而不得。既而同里邵先生正蒙受业张氏门下，曾致书同门，征集方案谋汇刊，搜罗特广。讵丙午春，邵公谢世，事遂寝，稿本托收藏。叶先生立庵儒而好医，下榻邵氏，尝手录此稿，谓宜相机刊印。尘事牵迫，未有宁晷。越十年丙辰，赴常熟晤吴先生玉纯谈刊案事。乃云与邵公有宿约，时谋付刊，乏同志赞助耳。闻言欣然，怂恿即出原稿，由吴先生详加编次，任誊正之责。恐藏稿尚非全豹，邮函四达，借阅增补，冀成完璧，应之者有包君镜澄、张君绍曾。与吴先生邮简往还越两载，始告厥成。今春，复由吴先生付印出版，一切手续，独任其难，热忱毅力，洵为当今稀有。顾溯编钞至今阅十余年，商印成书又三四年，其迟迟也如是，因慨天下事之类此者不少矣。至是编之手眼高妙，蹊径独开，传序已详言之，兹不赘。

后学江阴郭汇泰谨跋

郭 柏 良

郭柏良（1884—1967），别名郭纶，号闲云居士。江苏江阴人。光绪二十三至三十三年（1897—1907），在苏州名医盛亮臣及无锡名医叶杏村处学医。1913年，在上海天潼路挂牌行医；1923年起，任上海粤商医院医务部主任；1929年，其在反对"废止旧医"案期间，积极参与中医药界的抗争活动，担任全国医药团体代表大会干事；1932年起，任上海市国医公会常务理事。1936年，国医公会推举郭柏良自筹资金在上海天通庵路创建中国医学院校舍，郭柏良任院长。"八一三"淞沪抗战期间，校舍被毁，郭柏良先后于贝勒路（今黄陂南路站）、重庆北路等地租借房屋，恢复办学。1956年，其被聘为上海市中医文献研究馆馆员。

郭氏临床擅长内科，对类中风、眩晕、哮喘、黄疸等疾病的治疗具有丰富临床经验，著有《哮喘除根新说》《哮喘病因与治法》等。其在担任上海市中医文献研究馆馆员期间，将收藏的170余册中医古籍捐赠给上海市中医文献研究馆，以供研究。

三一七之前因后果

民十七卫生委员会议废置中医之怒潮勃兴，上海中医协会（即今之国医公会）诸同仁首先力争，继由全国医团之要求，发起组织全国医药团体代表大会，谋所以自全之道。于是我上海医界团体鉴于国医环境之恶劣，联名发起，召集全国医药团体代表大会于海上。三月十七日开会之时，承十七省代表不远千里跋涉，奔来与议，群谋团结。以正义之呼吁，作有效之争论。故十九年中医登截止之议决案，未果实行。光阴荏苒，瞬息八年，我国医外抗文化经济之侵略，内谋学术之进展与理论之革新，日趋于科学化之途，斑斑成绩，有目共睹。际此三一七国医节应运而生之机会，爰敢谨告我亲爱之四万万五千万同胞，要知我国医数千年保障民众健康，保存国粹，发扬文化，要亦不为无功。况东邻日本尚在复兴汉药，而西洋各国对于汉医，亦从而探讨之。可知国医有其真价值，我国民众亟应认识者也。第尚有一言，谨告我全国之医界：须知凡百学术不进则退，我医药界何独不然！苟求存于一时，而不自力谋进取，则物腐虫生，正与反对者以可乘之机。我国医界为服务社会，为保存数千年光荣历史起见，本优胜劣败之公例，对于国医学术尚宜作进一步更深切之研究，以期完善，而博信仰。其于反对者之奇谋策略，则自亦应知所警惕，决不为其屈服。凡我同道，其各兴起，国医前途，庶乎有豸！

——《申报》1935年5月17日第14版

胃风与胃寒

《素问·经脉别论》云：“食气入胃，浊气归心，淫精于脉；脉气流经，经气归于肺；肺朝百脉，输精于皮毛。”又曰：“饮入于胃，游溢精气，上输于脾；脾气散精，上归于肺。”可知饮食入于胃，其精微首先输于肺而充实皮毛。故肺气足者，风寒不能入胃为患。反之，则风寒乘袭，由肺传胃，是为外感传里之症。当审其为风为寒，而用宣解，解而后再治其胃，此即所谓辨证施治。苟认证准确，则用药不难奏效。曾忆东垣云：“其人胃气不和，劳力过甚，中气不足，饮食失节，若寒邪与风气入于胃中，则作嗌、吐、哕等症。”夫风寒入于胃中，临床每见饮食少进，脘中作胀，气机不宣，胸脘隐隐作痛，上为呕吐，下为泄泻。缘其邪先由皮毛而入于肺，再由肺而传至胃，此所谓子病及母。间有陡然大痛，则如《经》云“邪气凝聚作痛”，可用温通法化之。盖其邪得热，则凝聚散而痛自止矣。

按：胃为阳土，初得风寒，温散最捷，此治胃之正法也。若胃气不降，与痰饮停滞于中脘，脘中之痛，时作时止，乃胃中失冲和之气，运行不利，因之水谷不消，水饮食滞相搏，中宫为满为胀，或吞酸泛恶，面黄色浮，心中嘈杂，若再以肝气凌之，则腹脘大痛，便或硬或泄，食不得下，或因风寒而泄，病名胃风或胃寒。再有汗下过多，中气戕贼，胃中虚寒，阳气不复而成噎膈、反胃，则当根据《难经·十四难》之说，“损其脾者调其饮食”。盖脾胃互为表里，脾损则胃亦伤，故当适其寒温，调其饮食，则中气自和。因脾、胃、大肠、小肠、三焦、膀胱，乃仓廪之本，营之所居，能化糟粕，转味而出入者也。若饮食与寒温适宜，病安从来。兹将我历年临床治胃之方列后，以供参考。

胃寒方：胃中大寒，痛呕不能饮食，腹中寒气上冲，脘中肌肉高突，见有头足，上下痛不可按，大建中汤，或瓜蒌薤白半夏汤主之。此仲景温散之方，有寒结而痛者宜之。其他温散之方，亦可随症选用。

外感凉风，内伤冷食，寒气客于肠胃之间，陡然脘中作痛者，二陈汤加草果、干姜、吴萸，或扶阳助胃汤、草豆蔻丸之类，亦可选用。

胃风方：胃风上为呕吐，下作泄泻，中脘疼痛者，可选下列诸方应用：胃风汤、妙香散、失笑散、异功散、藿香正气散、五积散、桂枝生姜枳实汤、大安丸等。

——《上海市中医文献研究馆丛刊：临床心得选集（第一辑）》

回忆大头瘟治验

十余年前，来一壮年男病员，据云：“齿频作痛，牵连头部，其痛如刺，一小时内有二三次抽痛。”余按其脉浮大而数，舌苔黄腻而垢，当时用和解清化法。至午后满头皆痛，其痛如劈，且肿至头面，上下牙龈肿势尤甚。至天明，请余出诊。其脉洪大而数，面部肿至目不能开。病家谓余曰：“肿势如此厉害，其奈之何?”余曰：“此内有湿热，外有风邪，阳气上升，阴不摄阳，须清上泄下，方得温邪化而风邪散。外症看去虽重，其实无妨。”于是投川芎茶调散（川芎、羌活、荆芥、防风，重加白芷、薄荷、生甘草、杭菊、白蒺藜、黄连、黄芩等）。服后头痛渐减，肿仍不消。次日服药如前，外用风化硝二钱泡水，用药棉浸水熨肿处。越宿，诊其脉洪大已退，转为濡细，此风邪已散，湿热亦消，肿势渐退。二日后，齿根出脓，而肿全部均退矣。此三阳风火之症，发作则雷厉风行，其退则波平浪静，要在处理得当耳。

——《上海市中医文献研究馆丛刊：临床心得选集（第一辑）》

眩　晕

古人以眩为目黑，晕为头旋，主要皆由于肝火内动或痰湿上扰。但其间静而得止者为轻，静而不止者为重，此可大略辨之也。

此症之起，为肝胆有火，脾胃有痰。故其治法，大致火盛清少阳，痰多理阳明；上则潜阳，下则镇摄。若出现头晕如乘舟车，胸痞泛恶作吐，甚或上不得食，下不得便，呕吐作酸，进以平肝化痰之剂而功不显，或见热而治其热，投以凉剂，又不能为肝胆所受，因热伏于肝，投以寒药，格拒而不得入，治宜先予丹溪之左金丸，以黄连苦寒为主，吴萸辛热为佐，使泻肝温胃，则火得熄而痰亦化，此治上实之一法也。

至于下虚的基本治法，当以陈修园《医学实在易》中所说：“病在上而根起于下”的理论为原则。如水衰于下，阴不制阳，应用乙癸同源之法，滋其肾而潜其阳；如火衰于下，阳气不得上供，宜扶阳、补火、培土以治其本。随证施治，要在临诊时明辨之。兹举例如下。

例一　胡某，女，61岁。

初诊（1961年10月10日）　风阳痰火上浮，头晕目花，已历旬日。此阴亏于下，阳浮于上。治先平肝化痰。处方：

煨天麻一钱半　老钩藤四钱，后下　煅决明四钱　制半夏一钱半　薄橘红一钱　光杏仁三钱　莱菔子炒，三钱　桑叶三钱　白蒺藜去刺，炒，三钱　蔓荆子三钱　老姜一片　玉枢丹一分，开水先送下

二剂。

复诊（10 月 12 日）　风阳渐平，痰浊未化。口淡舌白，便闭内热，脉弦。再予平肝熄风化痰。处方：

煨天麻一钱半　煅决明四钱　老钩藤三钱，后下　制半夏一钱半　薄橘红一钱　白蔻仁八分，打，后下　淡竹茹姜汁炒，一钱半　桑叶四钱　蔓荆子三钱　瓜蒌切，三钱　磁朱丸一钱

四剂。

三诊（10 月 16 日）　痰浊不清，风阳倘有余波，头胀，便不畅，舌薄白中淡。治从前议。处方：

煨天麻一钱半　煅决明五钱　老苏梗三钱　制半夏一钱半　陈皮炒，一钱　江枳壳炒，一钱半　决明子三钱　白蒺藜去刺，炒，三钱　淡竹茹姜汁炒，一钱半　焦白术三钱　蔓荆子三钱　磁朱丸一钱　更衣丸二钱，每日服二粒

四剂。

注：初诊时经西医检验，血压为 210/110 毫米汞柱，复诊为 180/90 毫米汞柱，三诊为 170/80 毫米汞柱。四诊起用知柏八味丸，以龙骨、牡蛎煎汤，送服三钱，冀竟全功。

例二　罗某，男，38 岁。

初诊（1962 年 7 月 10 日）　正虚而兼有痰湿交阻，神疲乏力，头晕不已，延将半载。昨日陡然昏仆，胸闷胃呆，脉象濡细。拟平肝化湿去痰，先治其实。处方：

左金丸六分，开水先送下　煨天麻一钱半　制半夏一钱半　陈皮炒，一钱　白蔻仁一钱，打，后下　佛手片一钱　赤苓三钱　焦茅术三钱　鲜藿梗三钱　佩兰梗一钱半，后下　淡竹茹姜汁炒，一钱半　老姜二片

二剂。

复诊（7 月 12 日）　胸闷胃纳均有改善，眩晕较为平静。依前方去

蔻仁、佛手、藿梗，加钩藤三钱、煅决明五钱、云茯苓三钱。四剂。

三诊（7月19日） 头晕目眩，又见减轻。痰浊化而未清，肝风平而不静，脾弱气虚。再投前法，佐以培土运中，借资生化。处方：

左金丸四分，开水先送下 土炒白术四钱 南沙参三钱 东白芍炒，一钱半 老钩藤四钱，后下 制半夏二钱 陈皮炒，一钱 云茯苓三钱 炙甘草五分 淡竹茹姜汁炒，一钱半 老生姜一片

五剂。

四诊（7月25日） 连投培土生金制木得效，仍予前方三剂。嘱药后再进丸剂：左金丸四分，清晨开水送下，连服五天。桑麻丸四两，每服三钱，临卧开水送下。

例三 刘某，女，34岁。

初诊（1962年9月7日） 心、肝、肾三阴并亏。近半月来，上为眩晕，耳聋而鸣；下则腹胀，带下涔涔。舌白，脉弦细。治宜养阴平肝。处方：

左金丸六分，开水先送下 东白芍炒，三钱 煨天麻一钱半 煅决明五钱 蔓荆子三钱 老钩藤四钱，后下 焦茅术三钱 炙甘草一钱 生牡蛎一两，打 制半夏三钱 莲子心一钱 淡竹茹姜汁炒，一钱半 老姜一片

五剂。

复诊（9月12日） 症状无甚出入，前方去白芍、蔓荆子、竹茹，加陈皮一钱、菟丝子三钱，五剂。

三诊（9月17日） 头晕耳鸣均大减，但肝阴未充，心脾尚亏。再投育阴潜阳法。处方：

夜交藤八钱 东白芍炒，三钱 菟丝子盐水炒，四钱 左金丸四分，开水先送下 老钩藤四钱，后下 生牡蛎一两，打 焦茅术三钱 陈皮炒，一钱 炙甘草一钱 莲子心一钱 小穞豆盐水炒，三钱

五剂。

服后症情向愈，嘱每天用青娥丸三钱，临卧开水送下。

例四 陈某，女，54岁。

初诊（1962年6月9日） 素患头晕，近数日来尤觉神疲乏力。脉沉濡，舌白腻。由于内伏湿滞，外感表邪之后而起。治予扶阳培土养肝。处方：

制附块一钱 淡干姜一钱 制半夏一钱半 陈皮炒，一钱 炙甘草七分 云茯苓三钱 江枳壳炒，一钱 淡竹茹姜汁炒，一钱半 煅决明五钱 煅牡蛎一两 焦麦芽三钱

二剂。

复诊（6月11日） 两投扶阳培土，心阳渐复，头晕神疲已减。脉搏略振，舌白。再拟培土扶阳。处方：

制附块一钱 淡干姜八分 陈皮炒，一钱 佛手片一钱 光杏仁三钱 制半夏二钱 枳实片炒，一钱 淡竹茹姜汁炒，一钱半 云茯苓三钱 老钩藤三钱，后下 煅牡蛎一两

二剂。

三诊（6月13日） 连投扶阳温中，心脾阳气渐旺，头晕尚有微发。脉象濡细，舌薄白。再循前法调摄。处方：

制附块一钱 焦茅术八分 淡干姜七分 制川朴一钱 陈皮炒，一钱 炙甘草六分 煅决明六钱 蔓荆子三钱 老钩藤四钱，后下 淡竹茹姜汁炒，一钱半 制半夏三钱 交泰丸一钱，临卧，开水送下

五剂。

服后渐渐向愈。

按：眩晕症不外乎阴亏阳旺，阴亏则阳升，阳旺则火炽，治宜先熄其火，复养其水，使水火交济，则阳自降，阴自足。进以寒因热用之法，如左金丸、交泰丸之类，济之以水，佐之以火，则水升火降，气运平和。再以滋阴养营之法，长期调养，则病却而转弱为健矣。此外如病后阳衰体乏，发为眩晕，则当扶阳培土为主，以治其本耳。

——《上海市中医文献研究馆丛刊：临床心得选集（第二辑）》

论胕肿

岁时气运失于正常，起居饮食不慎，而水液凝聚于肌表之间，可形成胕肿，出现全身或局部肿胀。其积重而久者成为水肿，积轻而浅者为胕肿，故胕肿也属于水肿之类证，《素问·水热穴论》即有“胕肿者，聚水而生病也”之句。病之现象确系水之积聚，实亦属于气之不化。

胕肿的病因，由于肺、脾、肾三脏之病变较多，而尤以脾、肾两经，在病程发展、治疗原则各方面，都可反映出它的重要性。《素问·至真要大论》曰：“诸湿肿满，皆属于脾。”此亦仅概而言之，不独肿病为然。盖脾不虚则湿不生，而肾不虚则湿难留。至于胕肿，我认为《巢氏病源·水肿候论》根据《内经》原旨，陈述较广而详。它说：“肾者主水，脾胃俱主土，土性克水，脾与胃合，相为表里，胃为水谷之海，今胃虚不能传化水气，使水气渗溢经络，浸渍腑脏，脾得水湿之气加之则病，脾病则不能制水，故水气独归于肾，三焦不泻，经脉闭塞，故水气溢于皮肤而令肿也。”可见胕肿之形成，其一因机体正常调节水液之功能不健，其二因阳和气化之功能减退，二者相因为果。病因虽不离乎此，但有缓急轻重之异耳。更知胕肿一症，均系内因变化而起，故《灵枢·百疾始生篇》有“风雨寒热，不得虚，邪不能独伤人”。壮实之人，少有所见。如张景岳恳切地说：“水肿之病，多属阳虚。”并大力推赞薛立斋加减金匮肾气汤一方。其后赵羽皇更认为“肾中无阳，则脾之枢机虽运，而肾之关门不开，水虽欲行，孰为之主”！这两个论点，我认为确是胕肿的主要关键。此外如水湿内阻，阳气被遏，此非阳气之不足，乃湿邪之过盛，症虽较轻，但也时起时伏，缠绵不已。

我在临床上对胕肿有几个看法，略述于下。

（一）胕肿对年龄的关系

胕肿大都出现于脾肾衰惫之老年人，然儿童亦非少见。古人指儿童为“纯阳之体”，实则为“稚阳之体”。比如油灯，儿童油虽足而火炎微小，吹之易熄，老人为油不足而火力欠旺，二者同一性质，故老幼见者为多。此外如重病久病之后，亦易出现。壮年阳盛之体，究属少见。

（二）胕肿对小便的关系

小便畅利，固有利于肿势之消退，故小便不利，必欲其畅顺乃可。但当胕肿消退之时，并不见小便的显著增多，可知胕肿之症，重在于气，气行则水亦化。胕肿而小便频数，至于入晚不减，此阳虚之甚。阳虚而阴亦亏，则相火炽盛，治当标本兼顾。

（三）胕肿和思想情绪的关系

临床上经常遇见肿退之后，过了一个时期，肿势又起。从病家诉述中，往往由于疲劳过度，或心情不舒畅。更有少数患者，忧虑重重，或悲其病之淹缠不愈，引起小便频数，而肿势渐复。此为肝由疲劳而疏泄失职，肺因悲伤而节制无权。

（四）胕肿患者对饮食的注意

胕肿或属于阳气不足，啖凉饮冷过多，日积月累而成，虽不属于由脾肾阳衰，实则对脾肾功能不无影响。故若能及时适当的补充营养，再辅以药物调治，见效自捷。

（五）忌盐

胕肿属于气化失司，不同于水肿、臌胀大量积水症，治疗原则亦异。胕肿用治肾药品时，可用盐水炒引入肾经，在饮食中不必忌盐，历来临床观察中未见流弊。至于大量积水属肾脏者，自应忌盐。

胕肿症可分为三类：脾为湿困，脾阳虚，肾阳虚，但肾经病多较脾经来缓而去亦缓。脾经病少反复，而肾经病多反复，即退而复作，难于巩固。但脾经病在治疗过程中，变化较多，如肾气虚衰，脾气往往亦随之虚衰，故临床上每多有脾肾两虚，心脾肾三经并虚，及阳虚火衰等症状。

胕肿的病机，虽有土不制水，火不温土，水侮脾土几个方面，实则都由气化失常而来，故胕肿以气为主，水次之。考景岳“峻补命门，使气复元……则三脏皆安矣”的治疗精神，是因为阳气衰，精气化为水，阳气充，水邪即可化为精气。但症情有深浅久暂程度不同，故可分为通阳、温阳、扶阳三法，辨证施治。

例一 张某，男，36岁。

初诊（1962年2月23日） 脾阳不足，外风乘袭，兼有湿滞，面部肢体浮肿，患已半年，脉象濡细。心肾之阳亦弱。治投扶阳益气。处方：

川桂枝一钱半 防风一钱 地肤子四钱 焦白术三钱 陈皮一钱 泽泻三钱 白蒺藜三钱 威灵仙酒炒，四钱 木防己一钱 梗通草一钱 青娥丸四钱，包

七剂。

复诊（8月7日） 阳气运行渐复，面部肢体浮肿已减。脾湿未尽。再投培土运脾，兼运其肾。处方：

川桂枝一钱半 制川朴一钱 焦白术三钱 陈皮一钱 枳实片一钱半 带壳砂仁一钱，杵，后下 泽泻三钱

七剂。

注：患者在外地工作，常因公来沪，先七剂服后情况好转，后又服七剂。为防其复发，故嘱其如肿势又起时，以第二方服用，但须忌生冷。1963年7月来称，今年春发过面肿，服第二方五剂即愈。

例二 杨某，女，68岁。

初诊（1962年11月28日） 其阳素亏，面部肢体浮肿，入夜小便频数，病已二月。近则纳谷不化，腹胀胸痞，舌白腻。治予温阳和脾。处方：

制川朴一钱 焦苍术三钱 陈皮一钱 炙甘草一钱 制半夏一钱半 补骨脂盐水炒，三钱 益智仁盐水炒，二钱 菟丝子盐水炒，三钱 江枳壳一钱半 炙鸡金一钱半 淡干姜八分

二剂

复诊（11月30日） 真阳未复，面部四肢尚有浮肿。脾不健运。脉象濡细。治投益阳温脾。处方：

制川朴一钱 焦茅术三钱 制附块一钱二分 淡干姜一钱 炙鸡金一钱半 补骨脂盐水炒，三钱 菟丝子盐水炒，三钱 益智仁盐水炒，三钱 制半夏一钱半 炙甘草一钱 茯苓皮二钱

三剂。

三诊（12月3日） 胕肿略退，小溲稍敛，前方去茅术、半夏，加

土炒白术四钱、覆盆子三钱。三剂。

四诊（12月6日） 药已中病，毋庸更方，再进三剂。

五诊（12月12日） 命火渐旺，面部肢体浮肿已减，小溲渐敛。脉象沉弱无力。阳气未充，再投温运。处方：

制附块一钱二分 肉桂片一钱 补骨脂盐水炒，四钱 淡干姜一钱 益智仁盐水炒，三钱 覆盆子盐水炒，四钱 炙甘草一钱半 炙鸡金一钱半 陈皮一钱 菟丝子盐水炒，三钱 胡桃肉五钱，打 茯苓皮三钱

六剂，间日服一剂。

六诊（12月25日） 上方服后，病势已消，惟因衰年肾阳素亏，应予调理，拟丸方如下。处方：

制附块一两 淡干姜一两 肉桂片一两 补骨脂盐水炒，一两 熟地炭一两五钱 益智仁盐水炒，八钱 覆盆子盐水炒，一两五钱 菟丝子盐水炒，一两五钱 鸡血藤一两五钱 潞党参一两 焦白术一两五钱 炙甘草五钱 巴戟肉盐水炒，一两五钱 甜苁蓉一两五钱 功劳叶一两五钱 茯苓一两 炙鸡金一两 陈皮一两 缩砂仁一两 桑椹子一两五钱

共研细末，和匀，用炼蜜为小丸。每晨服三钱，开水送下，忌食生冷。

例三 张某，女，40岁。

初诊（1960年12月30日） 肢体全部浮肿，面色萎黄，神疲乏力，延将半载余。脉濡细，舌白腻。此为脾肾阳气不足。治拟扶阳利湿。处方：

制附块一钱半 炒山药三钱 熟地炭三钱 菟丝子盐水炒，三钱 赤苓三钱 淡干姜一钱 焦白术三钱 覆盆子盐水炒，三钱 炙甘草五分 补骨脂盐水炒，三钱 火麻仁三钱，打 巴戟肉盐水炒，三钱 泽泻三钱

三剂。

复诊（1961年1月2日） 前投扶阳利湿法，阳气略旺，面部肢体浮肿较退，惟小溲不畅，脉仍濡细乏力。中宫尚有湿困，再拟扶阳培土。处方：

制附块二钱 熟地炭四钱 炒山药三钱 甜苁蓉二钱 青娥丸三钱，包

肉桂片一钱　淡干姜一钱　巴戟肉盐水炒，三钱　制半夏三钱　补骨脂盐水炒，三钱　焦白术三钱　炙甘草五分　陈皮一钱

三剂。

三诊（1月5日）　肢体浮肿虽见略退，但面色无华，脉仍濡细。此乃脾肾之阳衰弱，脾土之湿内滞。续拟扶阳益气，培土化湿。处方：

制附块三钱　潞党参三钱，元米炒　巴戟天盐水炒，三钱　肉桂片一钱二分　云茯苓三钱　焦白术三钱　淡干姜一钱　预知子三钱　淡苁蓉三钱　青娥丸四钱，包　炙黄芪三钱　炒山药三钱　补骨脂盐水炒，三钱　熟地炭三钱

三剂。

四诊（1月9日）　浮肿见减退，但脉仍濡，舌尚白。此为脾湿内困，阳气被阻，致运行失常。宜温中宫，以期三焦气化流畅。处方：

制附块三钱　炙黄芪三钱　云茯苓三钱　熟地炭三钱　潞党参三钱，元米炒　炙甘草六分　补骨脂盐水炒，三钱　肉桂片一钱二分　焦白术三钱　淡干姜一钱　巴戟肉盐水炒，三钱　菟丝子盐水炒，三钱　狗脊片盐水炒，三钱　胡桃肉四钱，打

三剂。

五诊（1月12日）　连投温运脾肾法，阳虚渐复，浮肿次第减退，当循前法续进。处方：

熟地炭四钱　补骨脂盐水炒，四钱　狗脊片盐水炒，三钱　炙黄芪三钱　青娥丸五钱，包　制附块三钱　肉桂片一钱　淡干姜一钱　焦白术三钱　巴戟肉三钱　怀牛膝盐水炒，三钱　潞党参元米炒，三钱　菟丝子盐水炒，三钱

三剂。

六诊（1月16日）　面部肢体浮肿已大减，脾肾之阳得苏，运化之机渐复。但脉象尚濡，还须益气扶阳，冀其早日恢复健康。处方：

移山参一钱半　制附块三钱　熟地炭三钱　淡干姜一钱　青娥丸五钱，包　炙黄芪三钱　巴戟肉盐水炒，三钱　女贞子盐水炒，三钱　焦白术三钱　肉桂片一钱二分　补骨脂盐水炒，四钱　菟丝子盐水炒，三钱　炙甘草一钱

连服十剂而愈。

——《上海市中医文献研究馆丛刊：临床心得选集（第二辑）》

述疟疾

罗君，年四十六岁，广东人。身体素弱，且因跌仆伤及环跳而生流注，脓水淋漓，不能步履，三载不收口，因此更形羸弱。是年发疟，间日而作，先寒二三小时，既而发热，热不甚高，汗出淋漓而退。医疗失策，月余不止，乃求治于余。余询其既往。据云：“发疟之前，有一次大风大雨，感受寒冷，次日即发疟。”余见其面黄色萎，形瘦骨立，脉象濡细无力，知其阳气大虚，病邪深伏募原，不能外达。先以四兽饮除乌梅，加桂枝一钱、干姜八分，和其营卫，兼扶正气。三服之后，疟势已减，寒冷略轻。续守前法，加附子一钱、黄芪二钱。又服三帖，转为寒热连续不退，乍轻乍重。即将前方除去附子、黄芪，加重桂枝、白芍、大枣、蔻仁、滑石，和营卫而逐其寒湿。三服后寒热退尽，疟停五日不作。至第六日又发，但寒热已大减。此为正虚余邪未尽，再用补中益气除当归，易桂枝为肉桂，少用升、柴，以补气扶阳为主。外用母、公丁香，白胡椒各一钱，以高粱酒调成糊，分贴脐上及背脊第三节。从此疟竟不来，胃气大醒，两星期后精神渐复。继用六君子与阳和汤合剂，制成丸药，每日服三钱而愈。三月后，不但内疟痊愈，外科之流注亦收口，已步履如常人，且纳食较前倍增，精神转健。盖病属正虚，用药皆从温补，故能使新邪旧病皆愈。如见病治病而不究其本，则无此收获。

——《上海市中医文献研究馆丛刊：疟疾专辑》

食补与药补

何种补品，最为适宜？食补有效，抑药补有效？此种怀疑，在未进补品之前，可为人人皆有。素喜欢食补者，则必曰食补见效；素喜欢药补者，则必曰药补见效。而市上所售之补品，又极尽其宣传能事，美恶之辨交乎中，取去之择交乎前，反使进补者，进退维谷，而无可适从。不辞鄙陋，兹为解说于下：

人体生命有二种：一为各个之生命，一为共同之生命。血液组成之细胞，各个生命也；细胞组成之人体，共同生命也。共同生命虽甚长，各个生命则甚短，于是有赖食物之营养，以起新陈代谢作用。用食一定之物质，以重造消耗组织，此即谓之食补。设体质有偏胜，必赖药物以护卫，此即为之药补。食补与药补之效力，可谓一而二，二而一者也。

食补之原素：一为碳水化物，二为蛋白质，三为脂肪质，四为无机物质，五为维他命。凡此种种，多混合于谷畜果蔬之中。药补之功能，一为温补，能使神经活泼，局部血行畅利，加增脏腑阳气；二为凉补，能使神经沉静，局部血行缓和，增加脏腑阴液。此类养素，多含于草根树皮、介类禽兽之中。惟食补为日常所需要，药补为一时所需要；平时无病，进以食补，只要选择完备，比例适当；若素体弱而现各种病象者，则以药补为宜矣。

国人于进补方面，素所注意，但进补之方法又有未明，大多震惊于食补与药补之功效，而不能了解食补与药补之意义。盖人之体质，各各不同，有偏于阴虚者，有偏于阳亏者，有素体如常者，有素有病痛者；其进补之方针，该须依人体质所缺乏与有病无病为标准，方无错误也。若阴虚之人，而进以人参、鹿茸；阳虚之人，而进以木耳、唇胶；有病之人，进以食补；无病之人，进以药补，非但无益，而且有害。素知医药常识者，自无此弊，于医药常识欠缺者，得我之说，其亦庶几乎。

——《大众医学月刊》1934 年第 1 卷第 4 期第 7～8 页

基层工作者——吴承兰

中医师国大代表候选人吴承兰，是我认识的中医师女候选人中最热心于社会事业，而且办事能力最强的一位。不空谈，不标榜，她默默致力的，虽然并非什么显赫的工作，然而却正是中国所需要的工作。她在本位上埋首于不求闻达的事业，向社会奉献她所能献出的力量，在民主建国途中，她所奉献力量，即使是渺小的，也终将获致其应有的收获，发挥积极的影响。因为她致力的是切切实实的基层工作，不是大而无当的宣传与空谈。

承兰出身于吴兴国医世家，其令尊吴翰臣先生，悬壶数十年，为当地黄童白叟皆知之名医。女士幼承家训，长从余游，毕业中国医学院后，除在沪应诊外，同时复致力于社会救济事业。历任各机关团体医师时，大半都为义务职，仅支极微博的车马费，无名利可图，她却甘心抛弃本身的诊务，任劳任怨，奔走跋涉，数年如一日，知道的人实在不能不钦佩。

上海沦陷期间，承兰以沉着姿态，秘密参加了地下战斗的阵营。她不但是她工作同志的当然医药顾问，同时也是最出色的情报员之一。她当时的机警与大胆，至今有熟悉的人谈起来，往往还是眉飞色舞的。她的办事能力之强，这也就是最好的证。

中国目下所需要就是这样的切切实实的基层工作者，所以我如今知道承兰要参加竞选国大代表了，觉得更应该在这里为她说几句话。中国需要像她这样的公民，中国也未必不更需要像她这样的国大代表，以承兰既往奉献于其本位工作及社会群众的热诚，我相信，她假如作为一个中医师的代言人，也一定能够胜任愉快的。

——《中华医药报》1947 年中医师吴承兰竞选国大代表特刊第 2 页

中风预防

中风一症，西医谓之脑膜出血，其出血部分得分为三种：一种是硬膜上出血；一种是硬膜下出血；一种是蜘蛛网上出血。其治法用除血法、与冰囊掩按及各种兴奋剂，余于西说未得研究，当不敢缪加然否，但以余历年所见患中风者，其病源非止一端。考患中风者，大抵四五十岁之男子为多，女子次之；肥胖者居多，瘦弱者次之。其中也有中经、中络、中脏、中腑之分别，又有闭症、脱症之殊途。由此观之，中风之原理，非仅脑膜出血明矣。

我医先哲刘河间《素问气机原病式》云：“凡人中风，多因热甚，而风为其兼化，以热为主也。”东垣《发明》云：“阳之气，以天地之疾风名之，此中风非外来之风，乃本气自病也。”丹溪云：“西北二方亦有为风中者，但极少；东南之人，多是湿土生痰，痰生热，热生风耳。”西医之所谓脑膜出血，殆近于河间之热甚。盖少火生气，壮火食气，气以生津，气耗则津枯，津枯则火旺，火性炎上，冲逼脑膜，血脉暴涨，乃致出血。丹溪所谓湿痰，殆指肥胖者而言。东垣所谓“本气自病”，即自身脏腑机能有病也。《内经》云：“人年四十而阴气自半。”盖人年四十以上，气血渐衰，一切脏腑机能，日渐萎弱，各部血脉，亦日渐枯化，是以有行步佝偻、动作迟缓、思想呆钝等现象，此时正宜将息得当，设不自检点，而仍劳力过度，嗜酒为常，房事不节，以病其本气，一旦病势暴发，肥人则有死亡之虞；瘦人虽不至于死亡，亦必成残废等病。谚说：祸福无门，惟人自召。中风一症，既非传染之症，其成也亦系自召耳。今以预防方法，详书于下，望阅者注意之。

（一）戒酒

酒含兴奋性，有刺激神经、改变体质之力，故嗜酒过度之人，往往神经麻木而失知觉，脑髓消烁而减记忆，血脉硬化而失弹性，脂肪增多而碍气机，心脏减其翕张之力，肺脏失清肃之功，肝脏肥厚，疏泄不通，脾脏变质，消化不良，肾脏凝寒，分泌不旺。凡全体机能健全者，浸渍酒毒，渐变为虚弱。此酒客之所以多中风症也。平昔嗜酒者，力戒之；无嗜好者，亦宜饮勿及乱焉。

（二）日常运动

神经愈用而愈灵敏，筋肉愈动而愈强健。“流水不腐，户枢不蠹”，常运故也。彼平日懒惰者，筋肉脆薄，神经虚弱，脏腑娇嫩，血行迟钝，气机弛缓，抵抗乏力，断不强健。故须日常运动，如练习步行、八段锦等法，以健其筋肉，是能康无病。

（三）节劳

谚曰："精神愈用而愈出。"此指劳逸相当，使用适宜者言耳。若使用过度，劳过于逸，未有不转为虚弱者。所谓"积劳致病"，良不谬也。夫人体对于外界六淫，有自然抵抗之能力；精神过劳，抵抗力薄，自易为外邪所袭。若能撙节养神，内部充实，虽有虚邪贼风，自能抵抗矣。

——《申报》1932 年 11 月 20 日《卫生周刊》第 1 期

可怕之白喉

（一）白喉之原理

欲言白喉，必先明白喉致病之原理。通常以喉中有白点白块者，谓之白喉。其实不尽然。喉症之有白点白块，比比皆是。如喉风有白点，喉痹亦有白点，乳蛾之剧者亦有白点。而此独以白喉称者，何也？盖白喉之白，作灰白色，其他喉症之白，皆挟有黄色细点。其不同如此。白喉之起原，因其人阴液亏耗，感受时热燥邪，或多进秽浊辛热之品而发。当气候寒冷之时，皮毛紧闭，更需棉毛之衣，以御外寒；素体阴虚者，虚火易于上炎，加之气候寒冷，皮毛减少其散温机能，虚火无由外泄，更易上炽。咽喉为肺胃之门户，口鼻之所吸受，肺胃之所蒸郁，由此酝酿成毒，侵淫于喉头黏膜，潜伏于血液之内，渐滋暗长，则咽喉腐白且溃，溃且闭矣。上海一隅，因白喉而死者，虽无确实统计，目击耳闻，实繁有徒，而以幼童为尤多，可不畏哉！

（二）白喉之症象

白喉初起，略有恶寒发热，周身骨节酸楚，喉内干梗作痛或不痛，喉关隐有白点可见，亦有至二三日后始见者。初见白点，病势尚轻，迨白点白块粘连成片，满喉皆白，饮水即吐，气急音哑者，则危险矣。

（三）白喉之治法

白喉之治法，最忌发表，又忌猛下，只有清肺养阴一法，为最上乘。余二十余年来，治白喉均以郑梅涧先生之养阴清肺汤为圭臬，得效者甚多。当此寒燥之时，正白喉发动之秋，今将此方详录于下，俾患者有所参考焉。

附：养阴清肺汤

大生地一两　麦冬六钱，去心　白芍四钱，炒　薄荷二钱五分　元参八钱　丹皮四钱　贝母四钱，去心　生甘草二钱

此方系专治真性白喉，效如响应，惟患者认症不确，切勿妄投。

——《申报》1932 年 12 月 4 日《卫生周刊》第 3 期

遇寒则发之痰喘

痰喘为慢性呼吸病之一种，患者多为老年人及丰体嗜酒者。老年之人，上焦阳气虚弱，不能分布津液，以致津液聚成痰；丰体嗜酒者，必多湿热，湿热蒸郁于肺，肺气不清，蕴化生痰，肺为清虚之腑，痰浊凝聚于肺管黏膜，呼吸为之不利，肺部反而扩张，久久不愈，则成痰喘。在气候温暖之时，痰浊易于咯出，尚不致患；一经寒冷，肺部吸进多量之冷气，触动病根，肺部无力排出痰浊，呼吸塞滞，则病势大发，而无可遏止。

痰喘之发动也，先见背部畏冷，周身骨节痛楚，喉中痰声辘辘，如水鸡声，呼吸稍有一逆，则咳嗽大作；咳嗽停后，则气喘不止，虚汗涔涔，目涨如脱，伏于几上，俟有黏痰吐出，方能平静；甚而有全夜不能安卧者，每一着枕，必致喘咳，虽寒夜如冰，亦只能坐以待旦。

痰喘一症，无论其外感内伤，皆为紧要之症。盖痰为肺管之黏液，喘属肺部之扩张，一为有形之质，一为无形之气，痰气交病，肺脏失其肃化，年日未久者，实病为多，在表可以疏散，在里可以攻下，调治得法，尚能痊愈；若年深月久，上病移下，脏病移腑，脾脏失其运化，肝

肾两亏，挟卫气而上逆，而现形体瘦弱，脉象浮大无力，呼吸一次，身体动摇振振者，则为难治矣。

痰喘之调治，须观其之症状为标准：痰症甚于喘症，则治痰为先；喘症甚于痰症，则治喘为先；痰喘俱甚，则并治之。惟本症性属顽固，欲其断根，颇非易事。患者平时宜慎风寒、节饮食、寡欲清心，多服调补之品；至于服药，更须审慎，切莫强作解人，自贻伊戚。

——《申报》1932 年 12 月 11 日《卫生周刊》第 4 期

寒　疝

疝气一症，种类繁多，有寒疝、水疝、血疝、气疝、狐疝、癞疝之分别。兹篇所述者为寒疝，其他疝气，当另作专篇，一一详之也。

寒疝为急性睾丸肿大病，患者多劳力之人及未成年之幼童。其起因均由肝肾湿热下注，骤得寒邪外束，或久坐阴寒之地，睾丸之阳气为寒所袭，不得疏散，于是睾丸坠胀作痛，囊湿坚硬，阴茎萎缩，而成寒疝矣。往往小儿蹬于寒湿之地，忽然睾囊肿痛，俗谓蚯蚓所嘘，实系寒湿外袭之故耳。

但疝气一症，睾丸无不肿大，何由知其是寒疝，抑系别种疝气？大抵寒则多痛，热则多纵，湿则多肿，虚则多坠胀。患寒疝者，只要认定以上所说之起因与症象，自然无错误也。叶天士有云："初疝多寒，久疝多热。"可见寒疝一病，急者为多，缓者似较略少。

江南地卑气湿，患疝者很多，初起之时切莫以些微小恙，不足介怀，待年深月久，酿成久疝，则受累不浅矣。

寒疝初起，睾丸坠痛肿大，或偏于左，或偏于右，宜投以温散之剂，如茴香、乌药、吴萸、破故纸、荔子核、陈橘核、木香、砂仁等药，均属要品；设体质虚弱，党参、肉桂亦可加入；切莫以市上所售之小肠气药，错杂乱投，坐误病机也。

——《申报》1932 年 12 月 15 日《卫生周刊》第 6 期

胀病之原因及治法

胀满之病，始因失饥伤饱，痞闷腹膨，朝能食而暮不能食，其故何在？盖朝则阴气已消，阳气强盛，谷气易行，故能食；暮则阴长阳消，谷食之气未易消化，故不能食。此因脾气受湿，阳气不得流行，积于中宫之浊，不得分化，日渐胀滞，土气耗乏，木气乘机横逆以侮土，脾日以弱，肝日以强，于是胀满成矣。此其一也。有阳气素亏，加七情之气郁于中，气道窒塞，欲升不得，欲降不能，腹部日胀而大，四肢反为瘦削，气机乏阳气之推行，腹胁渐大，按之如鼓之坚，弹之鼓然有声。此其二也。有嗜酒伤中，醉饱之后，恣意水果生冷，脾气为浊阴所困，体日削而腹日大，脐心突起，面目唇口黧黑，筋面坚硬，时起恼怒，此肝体胀大，肝气强盛，血行迟缓，气横无依，胃气不降，脾气失运，二便闭塞，矢气亦不行，医以下法施之，虽暂得通畅，越数日后，仍如旧矣。此其三也。妇女如经前、经后骤然恼怒，以致肝气逆行，经阻而瘀不通，腹坚而按之如孕，少腹胀满，带涔涔下，此血积成臌，体弱之妇遇此则攻补难施矣。此其四也。更有虫积伏于肠胃，浸入血脉之中，营卫之气为虫积所阻，滋生日蕃，血脉壅塞，纳食不化，腹渐胀，肝脾之气不得运行，此虫臌也。其因为五。以上之病情，因限于篇幅，未能尽述。兹将各种胀满治法述之于下。

（一）初期

《素问·至真要大论》曰：“诸胀腹大，皆属于热。此君火之气独发。”又《素问·六元正纪大论》曰：“火郁之发，民病胁腹胸背，面目四肢，䐜膹胪胀。此火逆盛而精血伤也。”又云：“金郁之发，民病咳逆，心胁满引少腹。此肺金之病也。”根据《经》旨，初病必有火。盖七情之气，郁伏于里而发热；热在肝，治之必先疏肝以快脾。此无情之热，非有形之火，须经辛甘发散之后，佐以益阴，其热渐消，肝木之气，得以舒畅条达；脾气得肝木之和，运输渐旺，消化力增强，津液充足，血运畅通。盖肝为藏血之脏，脾为生血之源，血郁既舒，自能畅行无阻，有何胀满之患哉！

（二）第二期

肝脾之气，既不调达，郁伏之热，又日渐消减其阴液，阴愈伤则肝愈旺，肝气逆旺则有余之气化火。此所谓气有余便是火也。肝火气旺则戕贼脾土，土受木制，气化失司，不能为胃行其津液，致浊阴之气满布，清阳之气不升，清浊混淆，气不宣泄，腹大臌胀，按之坚，不饥食少；脾胃之气虚弱，不能运化精微，水道逐渐不利。《经》云：中满者泻之于内。宜以辛温之，以苦泻之，淡渗利之，使上下分消，化其气而利其湿，开鬼门，洁净府，先泻其血络，后调其真气，使气血和平，虚实同调，是谓正治之法，幸勿大攻大泻，致正益虚而邪益实病益深，此层最宜注意。

（三）第三期

腹已满矣，胀已深矣，按之如石，弹之如臌，腹皮坚而光润，足跗面部浮肿，按之不实，二便不利，唇紫而黑，此时肝脾之气不运，坚结不化，如石沉隧道，壅塞气化，大腹积水不行，日甚一日，气逆胸闷，动则更剧，如不先逐其水，则心肾阳气有灭绝之虞，故宜大剂参术以救其本，或硝黄承气以治其表。此救本治表之法，所谓虚实同调，再视其病之变化而治之。

以上三期，病情各异，治法自亦不同。临床之际，宜参酌病情，辨别施治。兹将三期应用之方列后。

1. 初期用方：枳术汤　中满分消丸（《东垣十书》方）　木香顺气汤　逍遥散　楮白皮散　调胃白术泽泻散（《医垒元戎》方）　分气补心汤　集香汤（《直指》方）　木香散　大半夏汤　小补中丸（《丹溪》方）　参香散（《三因》方）　平肝饮子　消胀饮子（《医鉴》方）　调胃散（《医鉴》方）

2. 第二期用方：防己椒苈丸　厚朴七物汤　木香塌气丸（《医垒元戎》

方）导滞通经汤（《东医宝鉴》方）胃苓汤 调营饮 大腹皮散 槟榔散 五皮散（《和剂局方》方）澹寮五皮散 无碍丸 木香分气汤 金蟾散（《医鉴》方）

3. 第三期用方：实脾饮（《济生》方）疏凿饮子（《济生》方）复元丹（《三因》方）加减金匮肾气丸 木香丸 大沉香丸 续随子丸 煨肾丸（《丹溪》方）桂苓汤 大异香散 禹余粮丸 三物备急丸 行经补气养血汤

以上所录，皆在胀病范围之中，不述水肿。盖肿胀二症，病情复杂，若不分析清楚，用药每每似是而非。如此则眉目可以稍清，不致动手便错矣。

——《上海市中医文献研究馆丛刊：肿胀专辑》

马 泽 人

马泽人（1894—1969），常州孟河镇人。马氏是孟河医派传人，清代御医马培之是其曾祖。1913 年，19 岁的马泽人到江阴行医。1919 年始，马氏先后任江阴国医公会第一、二届执委，第三届常委。1929 年“废止中医案”期间，马泽人作为江阴中医界代表赴宁参与抗争。中华人民共和国成立后，马泽人带头组织江阴城中联合诊所（今江阴市中医院），任首届联合诊所主任。1956 年，马泽人调至江苏省中医院工作。

马泽人医道上精益求精，常谓“学无止境”，常结交游医，不耻下问，取长补短，不断总结临床经验，创造有效良方，不断丰富祖国的医学宝库。

临证用药宜不落呆滞之引证

夫治病者重用药，药之寒热温凉，酸苦甘咸，升降走夺，补泻攻克，已包括乎“致知格物”之义，习中医者，类能知之。但今之所谓科学者，其不能明了“补中寓泻”“散中寓收”“热引寒用”“寒引热用”诸法，惟以强霸药物取效一时，无彻底治本之法之外，其尚有特殊良能哉。然中医学术，尤不止此也，如“泻南补北”“定必东实西虚”，王太仆之“壮水之主，以制阳光；益火之源，以消阴翳”，至有深意，而西医斥之为妄谈。兹将举一反三之例以证明之。

夫水道不通，小腹胀满，《经》旨称“膀胱不利为癃”之症，余曾治一人，投以五苓不应，继以蟋蟀、蝼蛄亦不应。因思《内经》以“肺主治节”，又为“水之上源”，从分利中加入桔梗一味，效如桴鼓。盖桔梗有升提之功，开肺降浊，气化流行。明乎水注之作用，左窍开则右窍自通耳。以言乎麝香之走窜开达，有非他药所能及。考《本草》谓“病之属于虚者忌之”，然而正虚邪实之候，未尝不可以一投。余曾治“食复”一症（瘟病愈后，以鲜笋猪肉合煮馔），身热呕吐，按腹无板滞，询悉病由，就疏化药中入麝香五厘，一剂病退。可知临证用药，需活泼而深思，即朽腐可化为神奇。科学化乎，重形迹乎，妄谈气化乎，究系如何乎，允宜执中以言之。

——1936年《江阴县国医公会五周年汇刊》第50页

承　淡　安

承淡安（1899—1957），原名启桐、秋梧、澹盦。江阴市华士镇自由街人。中国科学院生物学学部委员、江苏省中医进修学校（现南京中医药大学）首任校长、第二届全国政协委员、中华医学会副会长。

出生于中医世家，19 岁受业于同乡瞿简庄学习中医内外科，22 岁参加西医函授，并至上海实习西医。1930 年于苏州望亭创办“中国针灸学研究社”，次年出版《中国针灸治疗学》，并于 1933 年创办《针灸杂志》[①]。1934 年 10 月至 1935 年 6 月，承淡安游学日本，先后考察了 7 所日本针灸学校，同时进入东京高等针灸学院甲种研究科学习。回国后，承淡安创办“中国针灸讲习所”，一年后改名为“中国针灸医学专门学校”，并开设针灸医院。1937 年淞沪战争后，承淡安避难西迁，于西迁途中开设各种针灸培训学习班，出版多种针灸专著，直至 1950 年底在苏州恢复中国针灸学研究社。1954 年，受江苏省政府邀请参加筹办江苏省中医院与江苏省中医进修学校，同年 9 月到江苏省中医院工作，10 月受聘为江苏中医进修学校首任校长。

承淡安是现代杰出的针灸学家和中医教育家，一生著述颇丰，编撰了一系列针灸学教材及著作，整理校注了中医典籍中针灸相关文献，带领弟子门人翻译了一批日本针灸医籍，开创了具有科学学派性质的“澄江针灸学派”。

---

① 《针灸杂志》1933 年在无锡创刊，由承淡安担任主编，罗兆琚、谢建明、邱茂良等担任编辑。

别兮东京

（一）八月中的流水账，一般针灸的小影象

去秋东渡扶桑，到了今年夏天方始回到祖国。在日本先后计有八个月，虽然说不到什么心得的话，但是一切的一切，已足使我时时地想念着。也或许是我的脑海中，对于日本的影像太深刻了！繁华的东京，我已经同它附着骊歌。可是坂本先生的笑容，太和民族的灸痕……我何曾有一刻的忘记呢！还记得我将要出国的时候，畏友张锡君先生曾经临别赠言般地写了一篇文章（《中国针灸之在日本》，发表于本志）来送我，鼓起了前进的决心，不顾一切地向日本跑。现在我是已经回来了！此行虽然不能像我理想般的美满，但是我这次开办中国针灸学讲所到也借光了不少，就拿着这一点来报告张锡君先生，再由他来转告读者吧！

事实的开始是这样的：去年黄花初绽时，我和杨君克容，在上海乘轮东渡，过我第一次的航海生活。目的地固然是在日本人文荟萃的东京，但是长崎是必经之路。我既然是来考察，当然各地都要观光观光，所以在长崎就登了岸。第一个就发现了针灸医生的看板。什么叫作看板呢？原来就是一块宽约一尺五寸、长约二尺五寸，挂在檐下的长方木板。上面画了一个背形，和灸点数点，并且写了“家传名灸”四个字。如果在中国，就好算商家的市招了。在长崎的街市上，巡礼了一回，发现像这种看板很多，但是并没有专门写针的。后来问起杨君的至戚，据她告诉我说是：写“家传名灸”的，都是有特效的古方灸，极少有人用针，在日本的一班乡下人都非常信仰他。所有挂“针灸”二字的，都是学校出身，那么他的灸法，又是一派了。

杨君因为有亲戚的照拂，所以就在长崎宇和川针灸学院研究。这个针灸院，在关西是第一把交椅，学生颇多，病房很大，每天来求诊的也很多，的确好算得是一个教学并进的研究场所。倘使已经学有根底，再到此地临床实习，确是非常合宜。它的院长宇和川先生是已经六十开外

的人了，和蔼可亲，教人学习，只讲疗法，不谈玄理。他时常是这般说：针灸的学理，深微玄奥，举世有哪个人能解释它！与其谈似是而非的学理，还是讲点切合实用的疗法，直截了当！我当时也听到他这般地告诉我，很觉得此老颇有胆量，敢吐出这些老实话！

在长崎小驻了几日，就乘车向着我的目的地（东京）进行。因为要想彻底明了他们的教学方法和着讨论学理起见，特地进东京高等针灸学院的甲种研究科，重度着过去学生时代的风味。它是每天上课三小时，科目是有解剖、生理、病理、诊断、经穴、针学、灸学、消毒等课程，和我现在所办的中国针灸学讲习所的课程相同。但是在寸金地的东京，院址并不甚大，有五个教室、十一位讲师，学员则冠于日本全国的针灸学校。院长坂本贡，他的针灸术在日本很负时望，系针灸界中权威者。他为人很和蔼，待人很诚恳，的确是一个忠厚长者。我因为初到日本，对于日本话没有十分的熟习，所以在会话时，艾艾期期，词不达意，时时要发生间隔。因为会话都非熟习不可，何况是日本语都从着鼻子里发着音，并且时时吃字的呢！在我的确是苦了！弄到无法谈话时，想出极法，就是笔谈。好在院长和各教授，并不以为怪。而且乐与解释，口讲指划，不厌其详，这种教育精神，的确是难能可贵了！何况他尚且是对我们外国人（对日本人称）呢！

日本的针灸学校，我所知道而特地去参观过的，共有七所（这是指我个人所晓得并且去参观过的说），在东京有二所，大坂有三所，西京有一所，福冈有一所。校址要算大坂的明治针灸学校最大，设备也较为完善，院长也是山崎良岐，他的名望很好，所以他同时设立了一个灸疗所，业务是异常的发达。校址最小的要算东京的东京针灸学校，它的校长猪又启岩氏，曾经将他个人认为最得意的一本著作（《金刚流中风预防灸》）送给我，颇有一读的价值。以外尚有东京盲人技术学校，教授针术和按摩术，等到毕业后，即为按摩技士，立即可以开业。在日本的医师法规，凡是在针灸学校本科毕业的，可以自由开业，在甲、乙种普通科毕业，须经过官厅的考试，及格后方准开业。它考试的科目，在锡君兄的《中国针灸之在日本》一文里，曾经说过，不再赘述。但

柳宝诒
钱荣国
方仁渊
高憩云
吴文涵
薛文元
曹颖甫
蒋维乔
郭汇泰
郭柏良
马泽人
承淡安
章巨膺
张善芳
费鸣岐
夏羲伍
张少文
醉 樵

是在日本学针灸的，读本科的很少，因为它的修业期需要四年，所以在甲种普通科的人，比较要多些。所有进研究科的资格，是必需要在普通科毕业。

日本人对于信仰针灸医的观念很深，所以针灸医生特别的多。街头巷尾，多有着针灸医院的设立，车马所过，时见着针灸医生的“看板”，迎风飘摇着（附注：在日本的医院，以齿科医院为最多，其次为产科，针灸医院可列入第三位）。可是他们的设备，都是很简单。两国的回向院，在东京名望要算最高，每天门诊，终有几百人。我为了考察的关系，特地亲自的请他行中风预防灸。去的时候是在上午九时，已竟挂去了一百四十八号，它的盛衰，不难想到！同时也可以证明日人对于针灸信仰之深，而且我每天在公共浴室里面洗澡，发现他们背部有灸痕的，可说在十个人之中倒有七个人，他们都是些商人和工人，如果在教育阶级的，倒就少些了！因为他们醉心着欧化，满腔的崇拜心理。

以前所说的，不过是说了一班的商人和工人对于针灸的信仰罢了！还没讲到日本的乡农。乡间农民，每到暑天，不论有病无病，都要请医生施灸一次。他们的观念以为是“暑天施灸一次，可以不致疲劳，和不生疾病。”同我们中国人在伏天行温针的意义差不多。这种行灸，可算得等于实施防疫工作？或许也是受了以前神秘说的影响（参观张锡君的《中国针灸之在日本》）。但是如何灸法，我是没有看见，是有由许多同学告诉我的。我曾经问他们灸在何处？他们的回答也不十分清楚。大约是在脾俞、胃俞之间，可惜我不能亲眼目睹，来解决这个疑问。确是值得回忆的一件憾事！

日本的针灸术，无疑地由我国输入，锡君兄的《中国针灸之在日本》的第一章里，已经写得很明白。中山忠直的《汉方医学之新研究》里也曾经说：“缺明帝二十三年八月，吴人知聪以其药书明堂图东渡，即为针灸入日本之最初时期（见拙译《汉方医学之新研究》，载于《光华医药杂志》）。”后来日人纪河边几男到朝鲜学习针术，在皇极天皇元年归国，得到针博士的学位。因为在当时日本的宫内省典药寮的组织，是有针师、针博士、针生三品职，和医师、医博士、医生相并列，足征日人对它的特殊重视。但是因为学习的不易，曾经有一度的衰退。离开现在四百年前，日人入江赖明，从军到朝鲜，从明人吴林达学习针术，得到秘传，回国后开入江派之先声。出云大社的神官名叫吉田意休的，在永禄初年的时候到中国，从杏琢周学针法而归，这就是吉田派。从此针术又盛极一时。在德川时代，有一个叫作杉山和一的，是当时的针科名手。他曾经发明管针法，来解决下针的困难。因此从他学习的，是非常之多，好算得是名闻朝野。当时德川的幕府，曾经命该氏设立针治讲习所，这是日本针灸学校的先河。他的门人三岛安一，在各大都会设立讲堂，有四十五处之多。当时的盛况，不难想见。直到明治维新，受政治力的打击，和汉方几乎同归于尽！还记得在民国十八九年的时候，我国政府的卫生机关，受了余口等掀动，所订立的管理中医中药规则（即由西医余口所拟呈的），就是向着当时日本取缔汉医的法令直抄。他们在那时所受的压迫，或许并不亚于我们现在的中医界吧！但是他们却先我而解除了（我们还没有呢）！它所以复兴的原因是这样：一方面因为西药都是要仰仗着外国供给，在平日固然是已经就受了经济侵略的苦处，欧战时西药的来源断绝，更弄得医事上发生极度的困难；一方面也觉得维新以后，卫生虽然进步，西医虽然普遍，可是人民的死亡率，随着时代而增进，人民生命的统计，反跟着时代开倒车！他们是没有痰迷了心！所以立刻就觉悟了！他们觉得汉医不独不可废，并且还有绝大的价值。于是禁止汉医的法令，在无形中取消，针术亦随之复兴。

（二）针灸的派别

日本人富有研究性和进取性，事事不甘落后，大抵以标新立异为荣。以一针之微，他们拿针柄的形状稍为改变了一下，就成功了一个流派；或者因为金银质地不同，针尖的圆锐关系，就自名为某某流派。所以杉山流啦，杉山真传流啦，吉田流啦，大久保流啦……不一而足，竟有十七八之多！实际上治病是一样，取穴也没有二致！不过因为形式的微异，就自名为流，眩奇夸新，未免出于无聊！他们的灸术，亦分有二三个派别，什么小炷多壮啦，什么大炷少壮啦，有的主张按压，有的废弃按压，他们的流派从此多了！他们针灸的流派，在不晓得内容的人们，终以为他们或许另有其特殊异法，哪里知道一经探究，不过尔尔！怎不为之哑然呢？

（三）下针分三派

他们下针的方法，也分成三派；就是捻针、打针和管针。在目下最流行的要算管针了，其次是捻针，至针已不甚流行。管针的特长是下针不痛，它的短处是不便利和手术麻烦。如果妇女和小儿怕痛的用之最宜（因为下针迅速，能减去破皮时的痛觉）。指力不充的医生，用之亦很适当。在日本有名的针家，都是用捻针法下针，和我国相同，虽然是下针时略有痛感，但是应用时便利自在，实在自下针法中最佳的。打针的方向，是用小锤打下，只能利用短针，不宜于长针，在以前的日本，的确颇盛行；现在仍旧采用的，已经寥寥无几了！

（四）科学的整理

日本人对于针灸的学术，自从科学整理后，已竟脱离岐黄的遗法，而成一东方的新医术了。他们对于经穴，是由日本文部省重行订定改正的（编者按：日本的文部省等于我国教育部）。但是他们的文部省，是提倡针灸术而特地请专家来考证的；我们的教育部，是不准中医列入教育系统的！针灸是中国的国粹，但是日本尚且代劳来改进；国医也是中国的国粹（针灸当然包括在内），但是我们教育机关是主张取缔的！真正从何处说起！实则都是照我国的《医宗金鉴》订正的！可惜以前没有改正的书和图，无从购得，不能来证实他们以前的错误。现在他们的理论，完全根据神经的机能作用；他们的疗法，完全本于神经的分布而取穴（取穴时都是依神经分布区穴的关系而主张某病取某穴）；都是拿科学来解释。关于十二经络的玄论已经束诸高阁。但是在记忆上的便利起见，仍旧拿十二经做系统的穴法、寸法，对于经外奇穴等，并未变更，可是对于阴阳原络等说，已竟只字不提了！简言之，在穴法、寸法和经穴名称以外，终是很切实的指定主治各病和我国的医书相一致，但是并不博泛。各病的取穴，也根据于此。

（五）三目的和十手术

我国的针字，每重补泻迎随之说，遵爪切循之法。在日本是拿针刺的三种目的，定十种的手术。它的目的如下：

1. 制止法：凡是生活机能的异常亢进、肌肉神经的异常兴奋、腺分泌和血液灌溉旺盛等，与以镇静缓解的方法。这种方法，就是叫作制止法。

2. 兴奋法：此法却与上条相反对，凡是各种机能减退者，使之增进，系发挥力量的方法。这种方法，就是叫作制止法。

3. 诱导法：这是专门对于各种炎症的充血性和是郁性的病苦（编者按：静脉的充血叫作郁血，动脉的充血叫作充血。实则同是充血，不过在静脉和动脉底分别罢了），揆隔局所医治的方法。这种方法，就是叫作诱导法。

关于三种目的，已经说其大概，还有十种手术的名称如下：单刺，检撚，雀啄，屋漏，置针，间歇，回旋，随针，乱针，震颤。这十种手法，很简单有理，绝不像我国名称的玄妙、神秘。此类手术的详细说明，因为很占篇幅，只得在专门研究针灸学术的《针灸杂志》里发表（编者按：《针灸杂志》系无锡中国针灸学研究社主办，由名针师谢建明、罗兆琚、邱茂良三君编辑，本志刊有广告，可索阅）。此外尚有杉山真传流派，他们的手术有几百种之多，名目繁类，不切实用，始作俑者无非矜眩异而已！我国某社，曾侈译之，视为秘宝，反令读者无所适从，殊失科学化之精神也。

（六）一献身手

我因为日语不大娴熟，对于考察一切，总不能满足我个人的欲望。虽然每次出去参观各针灸学校时，都是靠着我带去的舌人转辗陈述，但是在讨论学理的时候，因为舌人并不谙针灸术，颇觉麻烦。同时因为和各校长或教师初次见面的关系，又不能作长时间的谈话，只得在寒暄之外，略为提出关于经穴上的一二疑问，可是他们都以为是神秘而不回答我。在我校里的坂本、二木、杉田、高桥、田中诸教授，因为时相过从的缘故，所以也不拘谨了。他们倒也很愿意和我谈谈，依据了他们所编的讲义而说到针灸的学理，的确娓娓动听，但是问到因诱法的隔部取穴，互相辩难之下，彼此相顾一笑，都以为是神秘难解。我时常告诉他们；中国治病取穴，和贵国有些不同。贵国多注重局部，我国却大多注重在远道引诱，（反射作用）；贵国取穴多而少效，我国采穴少而效捷。他们不独惊异，同时似乎表示不信任模样。我想非小施薄技，断难取信于他人。有一天同学增山衷藏，忽然患了齿痛，我想时机来了。立即告诉他们中国和日本疗法的不同，中法只须取合谷一穴，可以立止。在三十多个同学的怂恿下，我决定一显身手。果然在二分钟里面使他的痛苦全失。但是我所针的不过一手一穴，就是他左痛而我取右，在场的几位教授和许多同学，无不惊奇异常，但是我要附带报告的一件事，就是所用的针，是我在中国带去的！何以中国的针比日本针容易奏效，待在下面再说。

（七）庐山与真目

日本人对于法定的十种传染病，一向禁止针治，所以在讲义上也无一字提起。我曾经告诉坂本、高桥二教授说：各种传染病，中法针治亦有特效，不当予以禁止。他们惊为奇谈，特地问起我什么病取什么穴，一一记录下来。当时告诉我：俟有机会，当一试之。这句话是在我离开东京的前一周。我拿我们社里（指中国针灸学社）图书送给他们的一夜，他们起初并不知本来是研究过针的，到这时候真相大白。承他们的情，当着我离别东京的时候，欢宴了我好几次，同时也送给我许多的纪念品。

（八）弄巧反成拙

日本人因为技术的进步，所用的针，细的像头发一般，他们认为最粗的，还不及我们民间所用的粗。因此下针的时候，苟使不用管针法则甚困难。它的长处，是在病人不感觉痛楚；它的短处，是在不能于顷刻起病。当我一见之后，当时就发生了疑义，后来看见他们治疗，所得到的结论，仍旧是和我所推测的差不多！每一个病症，总没有看见他们二三次就能收效，大都总在十次以上；他们继续治疗，都在半年以上的很多；幸而是在日本，如果在中国的话，恐怕二三次不见效就要去请教西医了。病家信仰之坚，医者自信之深，在我们中国恐怕难得遇到。他们自从看见了我一针一穴立刻见效之后，都惊为奇事。我告诉他们针细的刺激力微，所以不能捷效，同时拿草茎和竹枝木杵击水成波之理来说来譬喻，他们认为理由充足，但是我个人所带的针，却一索而尽了。

（九）高田氏之灸

在福冈有一个灸科医生高田喜多，颇负盛名，门庭如市，他的灸法和普通不同。我特地装着病人模样，前去参观。这位高田医生的须发，已经斑白。他为人诊察之后，在要灸的地方，用墨圈点，由他的助手去灸，他自己又跑到别处看病。当着跑进他的医室时，烟雾蒸腾，病人多是裸着体横卧，他们所用的灸条，和我们中国的太乙针差不多，不过药气和按压不熄，我私自用手探之，松软而并不结实，不啻是一艾条，所以不致熄灭。经他灸过以后，可以向他们买了灸条自行灸治，我看见有许多病人买到二三十条。它的灸法和我们太乙神针所不同的地方，就是不用布隔而用纸隔，热度不甚强，很觉得舒服。这种灸法，的确比较温灸高明得多，后来我在浅草也看过一个卖解医生用这个方法。

此外再有温灸（在日本民间的流行）、小儿针、热针等等，因为时间局促的关系，只得结束不谈。他日有暇，再来写点来告诉国人。

二五年元月元日承淡安完稿于无锡中国针灸学社讲习所

——《光华医药杂志》1935 年第 3 卷第 1 期第 85～88 页

1935 年第 3 卷第 2 期第 52～53 页

1936 年第 3 卷第 3 期第 54～56 页

针灸医话

经穴针灸之学，为我国特独之学术，无所不治，无所不疗，实超越任何一切之治疗法，往往一针甫下，沉疴立起，能治药石之所不能治，起刀圭之所不能起，每呈不可思议之功效，显不可思议之奇迹，万病一针之名称，询不愧焉。惜乎今日研习者少，大好学术，竟将湮没不彰，可慨也夫。常考奇经八脉、手足三阳三阴经络，六百五十二穴，以及百数十之经外奇穴，窃叹发明者之必非世俗凡流！不则，何以有如此之准确灵效。盖前人对于人身构造，尚未十分明了，遑言解剖，竟能定出十二经络，与数百孔穴，有条不紊，非生而神明者，曷克臻此。

就今日之解剖学上观察，所谓手足三阳三阴经络者，乃人身之动物性神经，与植物性神经之干枝。所谓孔穴者，乃神经之末梢部分，或适在神经之干枝部分。神经者，即我中医之所谓气道，其作用即称之为气。譬如某部神经，发生障碍，即失其机能，或生别种作用而呈病态。若以微针在适当之某部而刺之，增加或减轻其某部神经之压力，则某部之机能立即恢复，而病痛顿失。考其缘由，乃一种物理。故针术治疗，可称谓一种物理疗法。

在今日科学昌明时期，谓一切疾病，往往含有一种细菌，如霍乱为一种虎列拉君，痢疾为阿米巴菌，或痢疾杆菌，各种痨瘵有各种痨瘵结核菌。他如伤寒、伤风，无不有菌。然而灸法，往往于垂毙之霍乱、痨瘵、泻痢等而能奏效之。岂不神秘也哉！然无足怪。灸法能使白血球增加，与促进血液之运行，白血球有歼灭细菌之能力，促进血液运行，即迫动其生机。我中医之所谓"回阳救急"法也。故灸术疗法，可称为亢进疗法。

针灸学术在金元为最盛时代，其于针灸书籍之著作亦最多。降至清季，以针鸣时者绝少，至今日更无闻矣。揆其缘由，厥有数端。针灸治疗，首在按穴准确。失之毫厘，差以千里。前人之针灸书籍，对于治疗，每多针灸不分，经穴部位亦不详细说明。所绘图案，更多错误，学者苦之，遂生经穴难明之叹，而却步不前矣。此其一也。医者以经穴难明，惮于穷究，遂以宜于壮体，不宜于虚体。或以针多泄气等词，危人听闻，而病家不敢尝试矣。此其二也。今日之针灸家，类多贩夫走卒，不学无术之徒，既不研究其病理，复不考证其经穴，仅凭前人一二之遗法，妄刺妄烙，令人痛苦难堪，而畏莫敢前矣。此其三也。前清阶级观念最深，每以理发修足之流，为人挑惊针痧，遂以业贱而贱其人，并能起人生死之学术，亦贱视之而不顾矣。此其四也。具此四因，毋怪此万能之医术而不行也。可慨也夫！

针灸治疗，其施术时，病家每感痛苦。虽具有捷效功能，总使人有畏惧之心。鄙人每欲弥于缺点，行运全针，使病人不感痛苦。研究数载，始得有一种之手术，确能减少其痛苦，或至于无。今将其心得，编入拙编之《中国针灸治疗学》一书中（按：拙编《中国针灸治疗学》三月十五号出版）矣。

近年针灸家，每每在针柄上用艾团烧之，即名曰灸，完全失去灸法之真义。考针灸书曰："灸无灸疮者不愈。"灸必数壮，每炷为一壮，炷如麦粒大，则艾炷之形如麦粒长，可无疑矣。是直按置于穴上而焫之，绝非置于针柄上者。彼所谓灸者，乃温针耳。

运针补泻之法，前人每分男女而异其手术，实则大谬不然。前人惑于阴阳之说，遂有男左女右之臆说。考男女生理，除生殖器、乳房、喉管构造外，原无二致，安能以泻作补，以补为泻耶？又曰："顺而随之为补，迎而逆之为泻。"又曰："捻之九七数为补，八六数为泻。"又曰："三进一退为补，三退一进为泻。"或有用提插法者，七或九提插为补，六或八提插为泻。各说其说而莫衷一是矣。鄙人研究数载，于迎随进退上，能分出一些补泻，余则都非真义。彼是以为是者，以阴阳空泛无据之说作依旁耳。所谓补泻之真义，简言之，乃增加或减轻该部神经之压力之手法也，无所谓迎随，无所谓进退，于拙编《中国针灸治疗学》一书中，已详为说明之矣，于此不赘。

用科学方法来整理人身之十二经络，已知为系神经之干枝。夫脑神经有十二对，脊髓神经有三十二对，人身十二经络，实已括于四十四对神经中。今欲以孔穴来分析某穴属于何对神经，固可为之分析而立一表格，然于吾人便于治疗、记忆上，不如前人假定之十二经络为愈。盖简便切要，适于应用也。故拙编对于经穴，仍以十二经络为纲领。

头部疾患，往往病在左者治其右，右者治其左。前人知其然而不知其所以然。或有以从阴引阳，从阳引阴，以左右分阴阳而附会解释之。

实则头部之脑神经枝，都自右至左，自左至右，互为交叉，故针疗亦须如此也。

中国之治疗，确可侈言任何各国所不能及，惟对于医疗上之理论，则多半错误。凡有不能解释其病理者，则请出阴阳五行来负责。此所以为外医所诟病而轻视之也。

一切疼痛之症，无论其为火郁、寒凝、痰阻、气滞、食伤、创伤，皆属知觉神经之为病。火也，寒也，痰也，食也，悉为诱因而已。中医治疗，最得神髓。郁则发之，凝则温之，阻则通之，滞则疏之，食伤则导之化之，去其诱引，痛无不愈。然用针灸治疗，更称绝对特效，审其病灶之所属经络，及其诱因之为寒为热，无不针到病解，远胜迂缓之汤药治疗多矣；较之西药徒用麻痹神经剂，求暂时之快者，更无论矣。

同志孙君晏如，于针灸经穴之学，寝馈已久，心得甚多，常讨论针刺之原理，谓人身有电气，四肢经络百骸悉为电气流行之场所。针为金属，最易引电，连针捻拨，能引电气达于病灶，以去其所苦。此意实有见地，与愚之认经穴为神经干枝，不谋而合，更觉相得益彰矣。何以言之？考人身实蓄有电气。试以两手心擦之，即发生焦灼之热力与硫臭。虽然，物体互擦，俱能生电热，惟人身血肉之躯，最易感引；经穴为神经之干枝，神经网布周身，有如电线，苟此线有障碍，即失其效用，针能引之输之，故可达其病灶而去其所苦。电气由于两物摩擦而发生，因是而推之于针之治效，故孙君为针能引电，窃意针刺经穴中，即行捻拨手术。夫捻拨即系针与筋肉行摩擦法，发生轻微之电，藉神经之机维传达病窍，使该部之神经兴奋或安静，故痛苦若失。或有传达于病灶之反向而彼之痛苦如失者，则当以物理杠杆之理解释之矣。譬以某部神经为一杠杆，甲端为重点，丙端为力点，中部为支点，甲端因受重力，遂失其平衡而发生病苦；若于某部（作为支点）经穴传达压力于某部（作为力点），使受重之端得其平衡，而痛苦解矣。韩夫子曰：“凡物不得其平则鸣。”窃意人身经络脏腑之气化，不得其平的病，针灸砭石，使其平也。

吾人之行动举止、喜怒爱恶，皆脑神经为之主宰。神经分动物性、植物性二种，动物性神经分布人身躯壳，以司运动与知觉；植物性神经分布内脏，使五脏六腑发展其官能，故人身五脏六腑四肢百骸之病，无不攸关乎神经之作用。上节已述经穴为人身之干枝，则针刺之能统治万病，良有以也。

今之针家，每以针刺穴中，于针柄上围以艾团而燃之，虽失前人灸法之本意，然颇著效果，助针力之不及。大概痰湿阻滞神经，成为慢性之症，非温不能散其痰凝，促其血行也。金属传热最速，热力由针柄传入深部，直达病灶，似较之徒以艾灼皮肤之为愈矣。盖不特无灸疮之苦，且收速效之力也。

尝考针书，针者不及灸，灸者不及针。简言之，于一穴中不能针灸并施。愚则临症应病，针灸未常不并施，从未发生意外不幸事。前贤既有是说，必含有意义。间尝思之。殆前人治疗，素不研究清洁与消毒之法，且前人制造器械，无现时之精细，则所用之针，必较今之毫针为粗，以之刺穴，其针孔大而污物易入，或针刺后而即继之以不清洁之艾灸，难免无危险不幸之事发生。污物流着筋肉，不过发生溃疡与疼痛，若侵入血管中，则不堪设想矣。古人之针不及灸，慎也！于灸之后，局部已伤，表皮复有污物，灸而再刺，其弊更甚于刺而后灸；灸不及针，亦慎也。今之针细如毫，又复注意清洁，针而再灸，可无虑焉。考人身酸痛麻木，及不能行动，固已知为神经之为病矣。夫酸痛麻木，乃知觉神经之为病；不能行动，乃运动神经之为病，二者固不相侔也。痛、病之浅者，酸则较重，麻木则更深重矣。

——《杏林医学月报》① 1931 年第 27 期第 18～19 页

1931 年第 28 期第 21～23 页

1931 年第 29 期第 12～14 页

---

① 《杏林医学月报》1929 年 1 月创刊于广州，由广州杏林月报社出版、发行，由时任广东中医药专门学校校长陈任枚支持创办，于 1937 年停刊。

治疗界之分析与必修科

（一）引言

去年避难西行，在湘西桃园度寒岁，蛰居聂宅后楼，人地生疏，且不善交际，外间甚少知者，即同居于楼下之人，以言语不通，虽日夕相见，彼此皆不接谈，彼等只知余为江苏难民，余知彼等为当地人士而已。同居约有两月余，双方皆不知姓氏，国人之少合秉性，于此可见一斑，言之殊觉渐汗可笑耳！今春红杏吐露时节，日间楼下呻吟号痛之声，深夜不息，使余数夜不得安眠，且药气蒸腾，令人厌闻，居停主人，老而健谈，日就后楼谈天说地，和蔼可亲，因询：楼下人为何病？何苦痛若此？曰：“牙关难张，齿痛不堪。”余曰：“易事耳！此间医家，何无能至此！”示意可为治之，盖悯其数日之号痛，余之睡眠亦大受影响也。同老人下楼介绍，病者之夫，始知余姓氏，亟登楼邀治，谓闻余针名已数年，特不识其人，虽知已相处二月余而不知，深悔不交谈之咎。诊病人乃以急性之骨槽风症，左牙关微肿而不能开张，痛彻心脾，且有寒热。医家皆当地知名之士，即病家亦略知医理，逐日诊治，中西并进，病势有增无减。此症在医科中原为难治之症，固未可各医之不善也。先为针止痛与闭牙关之穴，立觉舒适痛止，二诊而口可稍张，得进饮食，数日而全治。病家大喜过望，广为宣传，于是闻名而至者，几不暇接，颇多沉疴宿疾、怪病奇疾，大半收效于针艾之下；桃源之医家，遂应邀讲授针术，因设一速成班而行。病家姓宋字振律，为桃源教育局科长，见针有殊效，亦投赞学习焉。拙者编述上文，读者弗视为丑表功，自夸其能，盖有感而叙之也；若为炫耀针术计，二十年来之所见、所治，更有使人惊奇而不敢置信者；即在桃治症三月余，亦有不少之特症，经一针而解者，写去可成数百万言；凡我医家，谁不有其治疗成绩，与心得特长，叙述一二，何足以夸示大众，此不过取其新近事实，作为本题之引子而已。盖拙者认识针术为治疗家之必修科也，以宋氏之病为例，桃源之医，苟知针术，则宋氏之病不成剧；后有同一病人闻风而来，因溃而齿落，辞之，不数日而死，否则亦何至于死？可见斯术之如何重要。述必修科之前，先分析治疗界之部门与比较。

（二）治疗部门

1. 精神治疗部门

（1）祝由——“符咒疗病”移替术。

（2）祈祷——“僧道解怀”宗教祷告。

（3）神水仙丹——“神像前之供水或香灰、香屑之类”。

（4）气功——“运气接摩、灵子术、气合术、剖除术”。

（5）催眠术。

2. 药物治疗部门

（1）内服药——水剂、散剂、丸剂。

（2）外治药——涂、擦、蒸、洗。

（3）注射药——皮下、筋肉、脊髓等注射法。

3. 光热治疗部门

（1）日光。

（2）水治。

（3）灸法。

（4）电气——紫光、太阳光、碳丝灯、高周波电热、电震动。

4. 物理治疗部门

（1）砭石——锤击。

（2）按摩——导引。

（3）按脊术。

（4）针刺术。

（三）近代医疗分科

1. 内科：热病、传染病、呼吸系病、循环系病、泌尿系病、生殖系病、神经系病、中毒病等属之。

2. 外科：肌肤疮疡、传染性疮疡、内脏疮疡等属之。

3. 妇科：调经、胎产及内科所述各病属之。

4. 幼科：惊风、痘疹、疳积及内科所述各病属之。

5. 齿科：齿牙所生病属之。

6. 咽喉科：咽喉、口舌所有之病属之。

7. 眼耳鼻科：眼、耳、鼻各部所有之疾属之；有眼、耳、鼻各分成科者。

8. 正骨科：创伤之病属之。

9. 花柳科：梅毒、淋浊病属之。

在近代，疾病分科医治之部门，不外如上述九科；治疗之法，又不外上述四部门。人之精力有限，则修习之学科与技术，不能广泛，因此每择与性之相近，及环境之所设可，心理之所信仰者，选其一部门中之一二种而修习研究之，且因疾病之广泛，人事之紧复，亦取其与所修之相宜，或含投机性质而专攻一科或二科，如秦越人之过洛阳，闻周人爱老人，即为耳目痹医；入咸阳，闻秦人爱小儿，即为小医；过邯郸，闻赵贵妇人，即为带下医然。

治疗界之选择部门科别，如上述，而为治疗界动机，亦得以论列：

1. 悯人疾苦而为社会服务者。

2. 继承祖业者。

3. 以之为职业，解决生活者。

4. 感受痛苦，愤而为医者。

5. 避免游民之职，假为职业者。

6. 感环境不良而改业者。

7. 含有政治作用者。

属第一项者，在近世中，可谓绝无仅有；然而医者之表面，大都以此为标榜，表示其志趣之高尚不凡，其内心实不尽然；属第二项者，占医界百分之二十，多因其世代医业发达，金钱收入较易，而始存心继业；第三项可谓最多数，第四项则甚少，不足百分之二十，然虽少而多良工，于医有深切研究，以其受刺激之深，痛恨庸医之甚也，医圣张仲景即为首例；属第五项者，为数不少，良劣俱有，大都富有钱财，做官不成，为贾不欲，忍受上等游民之职，或倦于军政，囊谷已满，退而补过，以此结善缘者有之；以经济充裕，内顾无忧，而致力于书本得深造者固多，而一知半解，自命不凡亦甚多，且以好名心理不受人钱，而人多趋之；误过甚者，亦以此颇为最多；属第六项者亦不少，在经济衰落，生活日高，事少人多之时，或感待遇之太低，入不敷出，或感业务之不久，谋事非易，如教育、军政，甚至工商，一见大医家收入之富，受人求而不求人，职业自由，引起觊觎之心，而效尤改业；属第七项则千不得一，外国人或比较少多，悉负有特殊使命者。

爰治疗家之动机，虽志趣各异，而其希望之心理则一，即无不希冀着手成春，手到病除，起死回生，立起沉疴之一类佳话也。

救病如救火，使病家早离苦厄，原为治疗家必具之条件，亦为业务发达之原素，此为一般医家所公认而且重视者，但环观今之治疗家，虽人人具有着手成春之热忱与愿望，然因门户之见甚深，只在其所修习之范围内求进步，觅方法，从不愿在其所学范围之外，放注眼光，作一比较上之研究，甚至排斥异己，即一病者，经数治无效，已竭尽其智慧，犹不愿脱手让人医治，或征集其同道之意见，或令病家采用他种方法医治，心术狭隘，重视其私人利益，不惜病家为其俎肉，故虽有希望使病速愈之热忱善意，但为利己私心所蒙蔽，有其心而无此力，仍未能尽其医人之天职，即使病苦速愈，尚不能谓医家已尽其全责，犹须在病人之经济可能中，求最节省之方法，往往病痛虽除，而以医药费之浩大，已使其破产，形体上之病痛虽去，而精神上之痛苦踵至，仍影响其健康之不易恢复，亦有因药费手术费之太贵，而无力医治，只得生以待弊，在最小之范围内言之，其一身一家，蒙受相当之损失；进一步言之，即影响于国家社会之重大损失，亦非过言。故治疗家之主要条件，应以使病速愈及节省病家消费为两大原则；根据上述两点出发，为治疗家者，应于各部门中作一比较，虽较适合上述之两点者，作为必修之学科，今姑作一比较，略如下述。

精神治疗部门，仅重于心理疗法，有捷效，且省费，然病人已失其智慧（神志昏迷），或信仰不坚，即失其效用，则此部门不合上述条件，无待赘言。

药物治疗部门，于细菌性或血液方面病症有捷效，于筋骨神经方面之病无捷效，且药有贵至数十百元，非中下资产所能务任，或以出处与时令关系而告缺之，故亦不能认为适合上述条件。

光热治疗部门，虽省费，但无捷效，其机械又非中下资产之医家所能具备，其不合上述条件，亦不待言。其次一种治疗学术，不能广泛应用于各科病症，如内科方法，不适用于外科，男妇幼科，悉有分别；简略言之，一种器械，能用于齿者，不能用于目；一种药物，能用于咳者，不能用于泻；适于愚鲁性者，不适用于敏感性者。

吾人在效捷省费之外，亦须求其便利与应用广泛；如是，则数具针丝，可应付一切任何病症，且用之不匮。拙者从二十年来，先习家学针、外、幼科，继拜名师学习内科，复修西医，注射、气合术、催眠术、灵子术，无不涉及，所费不资，目的在求速效省费简易，适应为医之条件；经若干年之比较体验，针刺一法，在各治疗门部，无有出其上者；有之为气功术，但不易修耳。

故拙者近十年中废弃以前所学，尽力于针刺之提倡，著书立说，兴学传教，不遗余力。此次避难西行，藉一针之微，起中西药石之不易收效者，不知凡几，益感针刺为医家必修之科，在西陲固不乏针刺大家，然皆属古法粗针，为数百年前陈法，只可浅刺，不能深入，且迷信陈说，不稍改进，虽有亦不足为法。

甚愿今之治疗界，化除门户成见，根据收捷效、省消费、应用广泛三点出发，认定何者为必修科，不特于自身业务有增益，于病家、于社会亦得相当晋益，读者河汉斯言否？

物理法疗部门，在各部门中比较捷效省费，然砭石只适应筋骨病痛；按摩按脊，应用治效甚广，而无捷效；针刺则因其深入背部神经，激其各项中枢神经之反射，而使各组织发生之痛苦，立刻调正，得收疾病之解除，往往一针甫下，痛苦立释，无药物之费而有奇功，无器械之贵而有其力。

（四）尾声

月初得贺会长为贵会二周年刊征文之函，嘱拙者写稿，时以校务所困，无暇握管，亦少新颖问题，难于着墨，昨晚与诸同学讨论今后我医界应趋之途径，因为文记之，以应贺会长之嘱。读者诸君，如对于本文有所检讨，拙者甚愿承教，惟请由本刊发行部转下为荷。

——《大邑县医药改进支会二周年纪念特刊》1939 年第 113～120 页

针灸治疗秘籍自序

余每览越人入虢之诊，取三阳五会，而已非常之疾，心窃羡之。由是而致力针灸者，垂二十年。曩岁曾以所得编成《中国针灸治疗学》一书以问世，嘤鸣求友，欲天下之怀绝技者，有以响应也。针灸为古代绝学，夫人而知之矣。其理之神奇，诚所谓仰之弥高、钻之弥坚者也。乃自拙编《中国针灸治疗学》出版以来，遂引起社会人士之注意，以为若针灸之神秘，仍未尝不可以科学方法加以整理。于是远方踵门求学者有之，质疑问难、函牍往还者有之。更有敏捷者，继吾宣扬之后，为著书立说、发挥尽致者亦有之，遂令千载就湮之术，盛于宋而重光于今，剥极必复，天之道也。以吾之观察，针灸之术，向之不能振兴，足以滋人之疑惑而不易解者，则以古书巧立名目，五花八门，经穴部位，参差互现。或泛而不切，或简而不赅，或语焉而不详，或玄虚而不实，学者因此中辍，而习者日少。式微之道，有由来矣。夫欲射之中也，必先睹其的。欲斯术之复兴也，必先知其弊。吾向秉阐幽发秘之旨，尽脑力所思，有所得即公告于世人，故每与学者函件往返，盈篇累牍，先探讨其学理，继给以实验之凭，学者恒因此而奏奇功，收信仰。更尝有古代遗法，流于湖海，而为同学所发现，举以告闻者，屡于《针灸杂志》中披露。虽一鳞一爪，亦难能可贵。吾料将来此种遗法，向之认为失传者，必渐可以网罗尽净，集腋以成全裘，收获之功，当与日俱进。然吾之所志，不如是而已。以阐明学理为总规，不以收藏遗法为能事。甲戌之秋，曾以学理问题，东渡扶桑考察针灸。因得与彼邦名手，交换学术，此行虽未足一年，而已遍游各地，见其针灸学校之多之备颇足以为典型，尤以灸法一门，我国几已绝迹，而彼邦因人士之信仰，其术之改进更有足多者。今吾愿尽以所得贡献于国人，虽曰借助他山，实则重归故土。盖日人之针灸，本自我国输入，经若干时间之整理，乃成物理疗法之特长，竟得与科学万能齐名，而盛传于欧亚各国矣。今夏归来，爰将东渡心得及历年所获治验，与夫《中国针灸治疗学》之所略，前人之神秘不可解者，悉纳于此篇公开之，欲以启古人之秘笈而公诸世界，故颜曰《针灸治疗秘笈》，非作者以秘法自矜，亦非欲读者守秘勿宣，惟冀以此编一得之长公告同志，则与编者之微旨庶几近矣。

习针灸者，当以生理、解剖为特要之基础学。不明生理，则不识病之所由来；不识解剖，则不知取穴之所在处。若徒以古法授受相传，其不愈传愈失者几稀矣。况病态万端，治法岂能胶执！但照古书之某病取某穴，依样葫芦，此我国医学之无进步，仅能保守古人之遗型，亦以基础学识欠缺，生理、解剖之学不精也。故本编上卷偏重人体组织机能上之学识，其次为经学治要，即十二经孔穴与主治之法也。将古书之繁复者删之，而切以实用，间亦附于注释，以明其治要之所在。古书每于穴之主治，不啻数十病，而上下三四穴，又莫不悉同，此最易陷人于五里雾中。吾于此等处当详其异同，以指迷焉。下卷为针灸手术上所应有之学术，与治病之纲要、针与灸之特效疗法。不明针与灸之学理，则不独手术难精，即古人之神秘遗法亦难窥破。故下卷首即注意于此，博采众说学理，冶于一炉，以期学者对针灸有相当认识。将古人遗法，分条注释之；所有手术，则不厌求详而道之。其次于治病之法，则提纲挈领以明之。以中医之病名，多至万千，漫无系统，然而得其指归者，亦不过数条。吾即以此数条，使万病皆有归纳。学者得此纲要，亦可应用无穷已矣。编末为各病针灸治疗遗法，中多特效良方，聊以借参考取法之一格焉。本编虽不敢称为巨著，然已竭尽诚思，条分缕晰，学理治疗，详述无遗，学者倘能循此阶梯，可以直窥轩岐之堂奥。然而学问之道，义理无穷，时代车轮，进行不绝。今日认为新义，明日即成黄花者亦有之。作者于此编仍未敢自是自满，深愿与学者共立于时代车轮之上，为不绝之研究，谋不绝之进行，以期达到无上之价值。是编为继《针灸治疗学》之后而作，将来更能继是编而作者，非独心之所愿，且可以占学术之有无新进取也。

——《针灸杂志》1935 年第 3 卷第 3 期第 8～11 页

新著中国针灸外科治疗学序

罗子兆琚，年长于余而谦抑过之。吾社初设，即不耻下问，纳贽为友。关于针学问题，藉飞鸿之往返，穷源竟委，研讨无遗。吾即心仪其人，知为有志之士。迨《针灸杂志》刊行，按期投稿，悉皆精心之作，明白晓畅，启发来者匪浅也。因知其抱负远大，志在阐扬国粹而造福人群。与吾心不谋而吻，遂益钦敬之。乙亥之夏，余自东瀛归，创设针灸讲习所，即电聘为讲师。罗子不惮关山遥越，辞别高堂，捐弃诊务，远离乡井，冒暑而来。赞襄擘划，建议颇多。其热忱为何如哉！尤可佩者，授课之余，则管臣在握，挥写不辍，其为斯道之努力，诚为我社同人所不及。今夏罗子以其新辑《外科针灸治疗学》稿见贻，检其内容，将外科病症，分门别类，罗列靡遗，并注明其病因症状，继则示以针灸疗治之法，又附药石助以殿其后，简明切要，深中肯綮，为我医界辟一新途径，为我人群谋一新解除痛苦之法焉。吾生逢末世，虽不能如圣贤之立德立言，为社会标榜，为后人楷式，亦应尽所知以贡献于群众，斯不负天之生我。罗子斯辑之成，其贡献于社会群众乎，罗子诚有心人也。今为之剞劂行世，并撮数言以序之。

民国二十五年岁在丙子菊有黄华之月承淡安书于澄江龙砂山麓之蛰庐

——《针灸杂志》1937 年第 4 卷第 6 期第 4 页

附：承淡安先生略传（黄秉章）

淡安先生，承梦琴公哲嗣也，江苏澄江人，年五十有五。梦琴公固以针灸著称者，先生幼承庭训，即专研医理，暇则遍访海内名流硕彦，搜求至道，凡有关针灸书籍，无不备集，寝馈其间者，十有余载，未尝稍懈；嗣留学日本，益以勤苦自励志，有声誉者，辄佯为求治，盖欲“偷精学艺”，必得其究竟而后已；学成归国，主办中国针灸专门学校于苏门，及针灸学研究社于苏之无锡，皆自长校社，前往投学者籍遍全国，由是先生之成绩愈著而名震中外矣。及抗战军兴，日寇轰炸肆虐，校社两地，悉付一烬，先生心焉痛之，而志固未尝稍衰也。民廿七年，先生避难来川，沿途创办针灸讲习所，数年之间，学员来归者五六千人，无不得其秘授。先生著作已出版者，有《增订中国针灸治疗学》《伤寒论针方浅注》《新内经生理病理》等书，又摄绘有《人体经穴图》四幅，皆持论精审，有则不阿，洵为针医必备之珍宝也。有求治于先生者，无分贫苦，仅酌取薄资，尽为复兴针校之助，其对国粹提倡之热忱，尤为难得者焉。先生于人，和蔼而肃，从之者，无不畏而敬之。秉章忝列门下，获益不鲜，爰书所知，欲以传先生之不朽矣。

——《华西医药杂志》1946 年第 1 卷第 7 期第 37 页

章 巨 膺

章巨膺（1899—1972），又名寿栋。江苏江阴人。早年任商务印书馆编译所编辑，公余研治医经。1925 年师从恽铁樵，学业大进；后悬壶于上海闸北区。1929 年，与徐衡之、陆渊雷等筹办上海国医学院，负责行政事务，并担任温病学教务。1933 年襄助恽铁樵函授医学事务所教务，并主编《铁樵医学月刊》，后主持函授教学。1934 年后任教于上海中国医学院、上海新中国医学院。1956 年与程门雪等负责筹建上海中医学院，任教务长。其长期整理研究恽铁樵医学著作，并为之刊印流传，对伤寒、温病学说颇有发挥。著有《温热辨惑》《医林尚友录》《伤寒疗养论》《痧子新论》《中医学修习题解》等。

国药功用发明之是与非

中国药物，相传始于神农，初不过三百六十余种。厥后，历代遽增。至明李时珍辑《本草纲目》，都千八百余种。其效用之发明，积渐而得，约可归纳为三时期：一为实验创造的。神农尝百草，兴医学，是从实验知草木性味功用，试之而效。参补虚，麻黄发汗，石膏除热，大黄泻积，半夏止呕，此信而有征，历千百年不能易。伊尹作汤液，仲景制方剂，取药胥不外是。二为偶然发现的。蜈蚣畏鸡，以鸡涎治蜈蚣咬伤而效。有人见蜂过蜘蛛网，与蜘蛛斗，受创而啮瓦松自疗，遂以瓦松试治蜂刺伤见效。昔有患癞者，家人厌恶之，弃之山中。病者嗜酒，置酒壶于侧，日夜取饮，而疾日就痊愈。一日，视酒壶中，见有死乌蛇，遂悟病所以痊愈之故。今以乌蛇治大风、癞疾而效。肛门生痈疮，久不愈，俗名偷粪鼠，又名鼠漏。百药无功，遂有斩猫头，炙灰以敷之丹方。有患食菱积滞者，斩龟头，炙灰入药。云："菱池中有水龟，则菱不长。"以是知菱畏龟，故以为治。有病热无汗，以扫帚柄剪数茎入药。谓执帚柄扫地，手掌有汗出，帚柄久为汗渍，故服之得汗。凡此种种，不胜枚举。或间有效，或不效，皆后人臆造，《纲目》且无其说。今日用之药，仅六七百种；臆造而不常用者，反居多数，以为乱真。无怪为人诟病，目为非科学的，故中国药学败坏于"医者意"之说。

虽然，研究发明，与历代俱进。以臆创造，未可全非。实验创造，未必皆验。尝闻恽师言：动植物万有，皆可为药。惟人体种种为药，则皆非是。按：人体局部入药者，《神农本草经》仅有人乳、童便二种，《伤寒论》有烧裈散方。后人增天灵盖、紫河车、指爪、牙齿等类，甚至头垢、耳粪，皆搜入药。天灵盖入药，尤为荒谬。纵有奇效，太无人道。日本岸田吟香翁斥其愚妄。紫河车，世俗以为补剂。陈修园言其弊。其他各物入药，皆不中理。何以言之？动植万有，皆有其一定本性。如西瓜种植必在春令，结果必在盛暑；蚕豆下种必在冬季，结实必在春时；桂花必开于桂树，荷叶必生于荷藕，不能异地相生。夏收麦，秋获谷，时令不能相易。水产鱼蟹，必有定时。鸡犬豕羊，必有定性，千百年无或异。有定性，有定时，然后有标准。有标准，然后用以补偏救弊，以为治疗药物。至于人群则不然也。个性不同，环境互异，有膏粱之体，有黎藿之质，有穷奢极欲之人，有寒俭觳觫之俦，有居高楼大厦而忧郁不乐者，有家无担石之储而嫖赌冶游者。本性无定，则无标准；无标准则安能用为药物？惟人乳、童便，比较有定性，可以用为药。《伤寒论》烧裈散方，即使是仲圣原文，不足为训。

雷渊按：残忍之人，有用胎儿为补剂者。纵得奇效，造孽已多。

恽师谓人体种种不可入药，真菩萨心肠。吾侪不暇问其是非，但当佩其存心。顾此说大行于世，消灭医药界中地狱种子。

——《医报》[1] 1934 年第 2 卷第 1 期第 11～12 页

中医考试命题之商榷

中医向来之传统，或出世传，又以授子，祖以传孙，历数代，世其业；或出自师承，衣钵相传，绳墨相依，信守一家之言。学术囿于偏私，方技限于固陋，一旦出应考试，自不免于扞格。主考者，当试以普通之智识与技能，或能近于水准。如小儿科，惊、疳、痧、痘之病理、治疗等，为应有之命题。而去冬考试，胥不取材于此，而出小儿何故滞颐之冷僻题司，令人大惑不解。又如《内经》精义虽在，而文词艰涩，自非通才，罕获奥旨。偏有命题，出自《内经》，曰“亢则害，承乃制”。一般举子，咸瞠目不能举笔，甚至不识“乃”字何义，或误解“承”为大承气汤之“承”字，不解经义，安能答对？拙作《中医学修习题解》“治疗篇”二三节曾言之：“亢，偏盛之意。譬如阴胜则寒，阳胜则热，阴胜、阳胜所谓亢也。寒与热，所谓害也。如体温亢进则发热，胃中燥则消渴，血聚肿炎，皆亢则害也。承乃制云者，人体各个系统合于正常。譬如肠胃机能正调，则运化无恙；消化吸收、分泌排泄合于正轨，生理自然于制度，古人说明此理，必曰木旺戕土。木旺所谓亢也，克土所谓害也。是谓亢则害。木生火，火生土，五行相生，合于正调，是谓承乃制。”如此释义，质之同文，以为当否？然而此种命题，近于冷僻而不切要，总不宜出也。

——《南汇医报》1947 年第 10 期第 3 页

① 《医报》创刊于 1932 年，廉文熹为发行人，章次公、谢诵穆等担任编辑。

食物疗法故事

药品所以治病，食物所以养身，此通人所知也。吾以为食物，亦可当药物以去疾者。以故，亦有疾患不必乞灵于药物，普通食物大可以治病者。近世维他命为最时髦。用作营养，即用以去病。各种维他命，食物中有之，即药物中亦有之。如橘子、西瓜多维他命C，麦食含维他命B，石斛多维他命C，茅术多维他命B。可知各种维他命，可以解决疾病，即食物正可以代替药物，或者将来医疗之趋势。医生不须开药方，只须开菜单，病者同样愈病，当然乐于食物，而不喜药品。兹就果品中可以愈病之掌故，撮录数则，以见其例。

案一 一士人，状若有疾，厌厌无聊，往谒惕吉老诊之。杨曰："君热证已极，气血消铄，此去三年，当以疽死。"士人不乐而去。闻茅山有道士，医术通神，而不欲自鸣，乃衣仆衣诣山拜之，愿执薪水之役。道士留置弟子中。久之，以实告。道士诊之，笑曰："汝便下山，但日日吃好梨一颗。如生梨已尽，则取干者，泡汤食滓，饮汁，疾当自平。"士人如其言。经一岁，复见吉老，颜貌腴泽，脉息和平，惊曰："君必遇异人，不然岂有痊理?"士人备告之。吉老具衣冠，望茅山设拜，自咎其学之未至。

膺按：梨，甘凉，多糖质水分，含维他命C。《本草》谓其润肺、止嗽、化痰、涤热、润燥、通便、解渴，治温热、暑疟诸症，大份热化之病宜之，病热至燥化者不忌。此段故事，往年见某《杂志》载叶天士轶事中，亦有一节，与此仿佛，但所言是消渴证。疑天士享大名，文人作轶事，以杨吉老之事转移于叶。此节言证状不详，但云厌厌无聊，轶事云消渴证，以梨治之，可谓对的食物疗法。

案二 一妇人，病久不愈，常悲啼寡欢，肠燥便结累日，胃呆不欲食。一日，闻街巷有呼卖朱柿者，坚欲购食，尽四五枚病竟愈。

膺按：柿，甘、大寒，含鞣酸、糖分、水分，《本草》谓其润燥、利肺、开胃、清热养阴。此妇人常悲啼，肺燥故也。肺与大肠相表里，肺燥肠亦燥，故便结。柿有润燥之效，食物疗法，柿其宜也。大份人体中缺乏何种成分，便想吃何种成分之食物，何种成分必暗暗相合。譬如：脂肪质少者，必喜食脂肪之食物；饥则欲食，饱则虽奇珍异味，便非所需要。此妇人需要滋润甘寒之柿，故食之病愈。

案三 溧阳洪辑幼子，病痰喘，凡五昼夜不乳食，医以为危。告其妻，夜梦观音授方，令服人参胡桃汤。辑急取人参寸许、胡桃肉一枚，煎汤灌之，喘即定。明日，以汤剥去胡桃皮用之，喘复作，仍连皮用，信宿而瘳。

膺按：胡桃，甘、温，含多量之脂肪质，有补胃、温肺、补虚之效。此段故事，梦观音授方，真是神话，然疗法中理。胡桃连皮，皮味涩，能敛肺，故肺喘可平也。又此子病痰喘，当系寒性的痰喘，小青龙汤证，宜用温剂之候。

案四 卢绛中病痼疾疲瘵，忽梦白衣妇人云："食蔗可愈。"及旦，买蔗数梃食之，翌日即愈。

膺按：蔗，甘、凉，含糖质、水分，有清肺和胃、生津、解热、润肠之效。

此段故事，不详证状，蔗能治愈，不可考证。白衣妇人，想必亦是观音菩萨。蔗有"天生白虎汤"之号，大份病热见燥化证状者良宜。小孩痧疹之后，用以解毒清热，愈于银花、甘草等药物也。

案五 丰城令莫强中得疾，食已辄胸满不下，百方不效。偶家人合橘红汤，因取尝之，似相宜，连日饮之。一日，忽觉胸中有物坠下，大惊，目瞪，自汗如雨。须臾，腹痛，下数块如铁弹子，臭不可闻。自此，胸次廓然，其疾顿愈。盖脾之冷积也。

膺按：此段故事说橘皮。橘子本身无故事记载，然橘于医疗上大有关系，含维他命 C 最富，大有益于热病。闻之西医友人云：西国治伤寒，无特效药，从前死亡率多。自发明维他命 C 之后，死亡率较少。然则伤寒病者宜食橘子，食物疗法占最重要地位，乃今之时医，反以为生冷而禁食，抑何故步自封也。

——《新中医刊》1940 年第 3 卷第 3 期第 17～18 页

食物疗法故事（续一）

案一 石城尉、戴尧臣试马，损大指，出血淋漓，用葱白连叶炒热，捣烂敷之，冷再易，痛旋心，翌日洗手，不见痕迹。

膺按：葱，甘、辛温，菜蔬中极可口之食物，疏畅胸膈，有宽中理气之效，且有杀菌之功能，免除疾疫之传染。北人多喜食葱、蒜，故体魄强健，惟食后口味臭，以故上等人士摒不食，尤其摩登仕女，假定食葱，安能出入交际场所？良好而且价廉之强壮食物，摒弃勿用，甚可惜也。此段故事，功用在止血。《本草》称其有止血、止衄之效，吾人多未注意。观此则掌故，家厨中应常备姜、葱之类，偶有刀伤出血，用葱可止，较之止血药、橡皮膏药，则价廉物美多矣。

案二 华佗见一人病噎，食不得下，令取饼店家蒜韭，大可二升，饮之立吐一蛇，病者悬蛇于车造佗家，见壁上悬蛇数十，乃知其奇。

李延寿《南史》云："李道念病已五年，丞相褚澄诊之，曰：非冷非热，当是食白沦鸡鸡子过多也。"取蒜一升煮食，吐出一物，涎裹，视之乃鸡雏，翅足俱全。澄曰："未尽也，更吐之，凡十二枚而愈。"

夏子益《奇疾方》云："有人头面上有光，他人手近之，如火炽者，此中虫也。用蒜汁半两和酒服之，当吐出如蛇状。"

膺按：此三则故事，类于神话，不可信。大约蒜杀菌、杀虫之力甚大。上三则事，皆系虫病，得蒜虫死。蒜味辛，不向下而向上，得之呕吐，故皆吐出。曰吐一蛇，曰鸡雏，曰如蛇状，未非真是鸡雏、真的蛇，第三则如蛇状者可信。

案三 孙思邈曰："贞观七年三月，予在内江县饮多。至夜，觉四体骨肉疼痛；至晓，头痛额角有丹，如弹丸；肿痛至午，通肿目不能开，经日几毙。予思芸薹治风游丹肿，遂取叶捣敷，随手即消，其验如神。"

膺按：芸薹一名油菜，《本草》称其有消肿之功能。此段故事，类似大头瘟，或是丹毒，乃炎证也。芸薹能消炎除肿，则功用媲美安福消肿膏、余氏消炎膏矣。如有机会，将以试验；果如有效，当提倡应用，视消肿膏便宜万万也。

案四　刘禹锡《嘉活录》云："诸葛亮行军所止，令兵士独种蔓青，取其才出甲可生啖一也，叶舒可煮食二也，久居则随以滋长三也，弃不令惜四也，回则易寻而采五也，冬有根可食六也。比诸蔬其利甚溥，至今蜀人呼为诸葛菜，江陵亦然。"

赓按：蔓菁即芜菁。此段故事，不关疗治病证，但武侯行军所至，必令兵士种植，想必大有益于营养之食物。吾闻蔓菁园中，无蜘蛛，想相克相畏也。故蜘蛛咬者，捣烂外敷有效。

案五　沈括《笔谈》云："处士刘阳隐居王屋山，见一蜘蛛为蜂所螯，坠地腹鼓欲裂，徐行入草啮破芋梗，以疮就啮处磨之，良久，腹消如故。自后用治蜂螯有验由此。"

赓按：此段故事，当是事实。我国医疗之起源，当是如此。神农尝百草而兴医药，吾不信，想亦从无意中得其治验，再加以有意之试验，积年既久，遂有记录，而医药肇始。历世所传单方，起源亦如是。芋能解蜂毒，不知蛇、蝎之毒亦能解否？当有待于试验。

案六　《洞微志》云："齐州有人病狂，云：梦中见红裳女子引入宫殿中，小姑令歌，遂歌云：五灵楼阁晓玲珑，天府由此是此中；惆怅闷坏言不尽，一丸萝卜火吾宫。一士曰：'此犯大麦毒也。'少女心神，小姑脾神，医经言萝卜制面毒，故曰火吾宫。火者毁也。遂以药并萝卜治之，果愈。"

张杲《医说》云："饶民李七病鼻衄，甚危，医以萝卜自然汁和无灰酒饮之，即止。"

又云："有人好食豆腐，中毒，医治不效，忽见卖豆腐人言其妻误以萝卜汤入锅中，遂致不成。其人心悟，乃以萝卜汤治之而瘳。"

李延寿书言："李师逃难入石窟中，贼以烟熏之，垂死，摸得萝卜菜一束，嚼汁咽下而苏。"

赓按：萝卜之功大矣。菜蔬中居第一位，《本草》称其有化痰、涤热、润肺、止咳、消食、利便、解读等效，信然。此处所采故事四则，皆涤热毒之作用，此其小焉者耳。其治喉症、泻痢、肺炎等，尤其大效。冬令气候燥，菜蔬中备此，可免喉症之患。胃弱、消化不良者，得此直接助长胰液之分泌，间接帮助肠胃之消化。

——《新中医刊》1941年第3卷第4期卷第20～21页

食物疗法故事（续二）

案一 韩懋《医通》云："一人病淋，素不服药，予令专啖粟米粥，绝去他味，旬余减，月余痊。"

又张来《粥记》云："每日起，食粥一大碗，空腹胃虚，谷气便作，所补不细，又极柔腻，与肠胃相得，最为饮食之妙诀。"

齐和尚说："山中僧，每将旦一粥，甚系利害。如不食，则终日觉脏腑燥涸。盖粥能畅胃气、生津液也。"

宋代苏轼帖云："夜饥甚，吴子野劝食白粥，云：能推陈致新，利膈益胃，粥既快美，粥后一觉，妙不可言也。"

膺按：古人好为神说。粥饭为人命资生之源，含蛋白质、脂肪、淀粉、维他命C，兼众物所长，自然生血液，长肌肉，状筋骨，实精髓。故米为五谷之长。粥不过饭之稠稀者耳，便有多许好处。信如言，米价已出百元关，十倍于首，正可提倡不吃饭，但吃粥。

案二 宋代陈自明著《妇人良方》，自云："予妇素食，产后七日，乳腺不行。服药无效，偶得赤小豆一升，煮粥食之，当夜遂行。"宋代长乐人朱瑞章《集验方》云："仁宗在东宫时，患痄腮，命道士赞宁治之。取小豆七十粒，为末，傅之而愈。中贵人任承亮患恶疮近死，尚书郎傅永授以药立愈。叩其方，赤小豆也。"又云："予苦胁疽，既至五脏，医以药治之甚验。"承亮曰："得非赤小豆耶?"医谢曰："某用此活三十口，愿勿复言。有僧发背如烂瓜，邻家乳婢用此治之如神。此治一切痈疽、疮疖及赤肿，不拘善恶，但水调涂，无不愈者。"

膺按：赤豆有淀粉，含维他命B尤富，有消炎、退肿、利尿、排毒等功效。以上关于赤小豆数则故事，皆其治验也。患脚气疾者，国医病理谓之有湿，西医则云缺少维他命 B，故治以赤豆特效。一方面有利水退肿之功能，但治脚气用，含维他命 B 之物甚多，食物则面麦，但南人惯食米饭，不惯面食，不能持久。用药物，则茅术所含维他命 B 十数倍于麦食，但多用茅术，克伐维他命 C，则舌红唇燥，《本草》谓茅术燥湿，信然。舌红唇燥，病者想食水果以润喉，橘子最宜。橘多维他命 C 故也。以故一食物、一药物，均有维他命 B，却不如赤豆为良。

案三 《万表积善堂方》言："一女子，误吞针入腹，诸医不能治。一人教令煮蚕豆同韭菜食之，针自大便同出。"

膺按：此则掌故，非蚕豆之效，乃韭菜之力。韭菜多坚韧之植物纤维，不易消化，遇金属物，即可卷成一团，使角尖锐之处，绕缠光滑，则排泄出肠时，可免除伤破之危险。所以用蚕豆煮食，或在蚕豆时令故也。

案四 《集异记》云："邢曹进，河朔健将也。为飞矢中目，拔矢，而镞留于中，钳子不动，痛困待死。忽梦胡僧令以米汁注之，必愈。广询于人，无悟者。一日，一僧丐食，肖所梦者，叩之。僧云：但以寒食饧点之，如法用之，清凉，顿减酸楚，至夜疮痒，用力一钳而出，旬日而瘥。"

膺按：饧，饴糖也。甘、温补虚之物，何以能定箭伤痛楚，不能言其理。

案五 孙光宪《北梦琐言》云："一婢抱儿落炭火上，烧灼肌肤，以醋泥傅之，旋愈，无痕。又一少年，眼中常见一镜，赵卿谓之曰：来晨以鱼鲙奉候，及期延之，从容久之。少年饥甚，见台上一瓯芥醋，旋旋啜之，遂觉胸中豁然，眼花不见。卿云：君吃鱼鲙太多，鱼畏芥醋，故权诳而愈君疾也。"

膺按：醋能散瘀消痈肿。火灼伤肌，敷之有效。其最大功能，解一切鱼蟹、诸虫之毒。以故食蟹者，必以姜、醋，虽调味所必需，暗合解蟹毒之理。杭州西湖畔菜馆中，有菜名满台飞者，必偕醋碟，何谓满台飞？一盆只只活跳之虾也。生食活虾，未经煮熟，必有微生细虫附着，蘸醋同食，便能杀虫，暗合科学。上则掌故，极平淡之治案，而古人好为做作如是。

案六 《博物志》云：“王肃、张衡、马均三人冒雾晨行，一人饮酒，一人饱食，一人空腹。空腹者死，饱食者病，饮酒者健。此酒能辟恶，胜于他食之效也。”

膺按：酒少饮有兴奋作用，使精神焕发，胆气豪大，体温增进，又辟恶除秽。上则故事可信。酒后阳气充盛，自能克制阴霾之雾也。

案七 许叔微《本事方》云：“治腕折伤筋、骨痛不可忍者，用生地黄一斤、糟一斤、生姜四两，都炒热，布里罨伤处，冷即易之。曾有人伤折，医令捕一生龟，将杀用之，夜梦龟传此方，用之而愈也。”

膺按：糟有散寒行血，治仆损瘀血尤效。上则故事，当是治验实录。但梦龟传此方，真齐东野语之谈也。

——《新中医刊》1941年第3卷第5期第9～11页

食物疗养故事（续三）

案一 《稽神录》云：“有人病瘵，相传死者数人，取病者置棺中，弃于江，以绝害。流至金山，渔人引起，开视乃一女子，犹活，取置渔舍，每以鳗鲡食之，遂愈，因为渔人之妻。”

膺按：鳗鲡含脂肪油最富，杀虫之力尤长。劳瘵，肺结核病也；鳗鲡能愈之，盖杀虫之效也。张鼎云：烧烟熏蚊，令化为水，熏毡及屋舍竹木断蛀虫，置骨于衣箱，断诸蠹。观此，则杀虫之说，益可证矣。

案二 《类编》云：“徽宗时，李防御为入内医官时，有宠妃病痰嗽，终日不寐，面浮如盘，徽宗呼李治之，诏令供状，三日不效，当诛。李尤惶技穷，与妻泣别，忽闻外叫卖咳嗽药，一文一帖，吃了即得睡。李市一帖，视之，其色浅碧，恐药性犷悍，并二服自试，无他；乃取三帖为一，入内授妃服之；是夕嗽止；比晓，面消，内侍走报，天颜大喜，赐锦，直万缗。李恐索方，乃寻访前卖药人，饮以酒，厚价买之，则真蚌粉，新瓦炒红，入青黛少许，用淡齑水滴入麻油数点之方也。云：自少时从军，见主帅有此方，剽得以度余生耳。”

膺按：此段故事言蚌壳粉，非言蚌肉。蚌壳非食物，今抄录于此，似乎不伦不类，特以此故事亦饶兴趣，专制帝皇宠妃而狗彘人命，国亡而身陷虏廷也，宜也。

案三 《太平御览》云：“夏侯弘行江陵，逢一大鬼，引小鬼数百行，弘潜捉末后一小鬼，问之，曰：此广州大杀也。持弓戟往荆、扬二州杀人，若中心腹者死，余处犹可救。弘曰：治之有方乎？曰：但杀乌骨鸡，薄心即瘥。时荆、扬病心腹者甚众，弘因此治之，十愈八九。中恶用乌鸡，自弘始也。此说虽涉迂怪，然其方则神效，谓非神传不可也。”

膺按：鸡含蛋质脂肪，补虚，益肠胃，滋养之滋料最富。此段故事，专指乌骨鸡治心腹之病，殆不可信。按：乌骨鸡治妇人百疾，究不知是何作用，当亦补虚羸之力耳。

案四 唐代有小说云：“崔魏公暴亡，太医梁新诊之曰：中食毒也。仆曰：好食竹鸡。新曰：竹鸡多食半夏苗也。命捣姜汁，扶齿灌之，遂苏。”

《南唐书》云：“丞相冯延巳苦脑痛不已，太医吴廷诏曰：公多食山鸡、鹧鸪，其毒发也。投以甘草汤而愈。此物多食乌头、半夏苗，故以此解毒耳。”

又《类说》说云：“杨玄之通判广州，归楚州，因多食鹧鸪，遂病，咽喉间生痈，溃而脓血不止，寝食俱废，医者束手。适杨吉老赴郡，邀诊之，曰：但先啖生姜一斤，乃可投药。初食觉甘香，至半斤，觉稍宽；尽一斤，觉辛辣，粥食入口，了无滞疑。此鸟好啖半夏，毒发耳。故以姜制之也。”

膺按：此之故事，真实，且极易晓，绝无神社性质。以此例彼，可悟“治病必求其本”之道，用药亦可推究所以然之故。

——《新中医刊》1941 年第 3 卷第 7～8 期第 20～21 页

痧疹外治讨论

小儿出痧疹，虽合理的药物治疗，不足竟其功能，必须兼用外治方法。海上习用芫荽菜泡汤外熨，或由医家开方用麻黄、浮萍、荆芥、芫荽子等泡汤，用炭火炉或洋风炉烧烹，使药味弥散室中。浙、宁习惯，用红枣放炭火上焙烧。此二种方法，其原理皆同。所以中和室中寒冷空气，辟除室中秽浊气味。盖痧疹忌寒冷，又忌秽浊。用此方法，确能弥除此二种痧疹之所恶，惟有利亦有弊。炭火洋油有炭气，空气中虽无秽浊气味，而多炭气，则不免以暴易暴，与病孩大不利。红枣焙烧，既有炭火气，空气中又嫌燥烈，痧疹喜温润之空气，恶燥烈之气候，故此法亦不能尽善。其妥善之方法有三，撮述如下：

（一）芫荽熨法

当痧子见黠，以芫荽菜（即香菜）半斤许洗净，放面盆内，开水泡半面盆，用毛巾蘸透绞干，即用此热巾向病孩面部、口唇、鼻旁，轻轻熨之，频频熨之。所谓熨，以巾着肉即起，不可揿紧在面上，使病孩受烫。又不可揩擦，多揩擦则面皮破碎。连续熨数十次，使病孩面颊红润为止。如移时，面色红又退，再熨频熨。若一直红润，便不须再熨。此法最简单。在病证轻浅者用此法，足以尽其功能。

（二）芥布缚法

西法对于强壮之病孩，用热的温布，缠络全身，再用绒毯被覆，强令发汗。或用温汤和新鲜芥子末，细细搅拌，再用大块布片，在芥子汤里浸透，然后将布绞干，缠缚全身，再上覆以绒布，颈部加意密塞。不适芥子辣气，向上发挥，刺激病孩眼、鼻，过十五分钟至二十分钟，全身十分发赤，然后将芥子液浸之布揭去，再用温湿之布缠缚一点钟。此法可用，但有商量。痧子以面部畅透为佳，躯干四肢不在重要之列。则此法注重全身，而绝对禁绝芥味向上挥发，与中法治疗适得其反。但或病情逸出常轨，面部虽多，躯体不现，证状严重者，亦可采用此法。

（三）喷雾疗法

西法论痧疹，说理详明，辨证清晰，远胜我古医载籍。而其治疗则消极，预防法、注意消毒、一般疗法，着重调护，等于无办法。对证疗法，治副证之各种黏膜炎症，忽其主证治疗，而务副证用药，等于隔靴搔痒。惟独喷雾，用吸入器吸入蒸雾，则大有造福于出痧疹病孩。此则西法善于土法，国人不当故步自封，应当采用。不佞积年研究改造，以国产透发性药物，蒸馏为水，配合西国芳香药剂，用吸入器烧喷成雾，用酒精燃烧，无炭火气，雾气弥散，空气滋润而芳香，无燥烈之弊。中西疗法，一炉共治，二美兼善。撮举功效，有下列数端。

1. 催疹透发：国产药物，有透发性，帮助痧子之透发，有扶正托邪之功能。

2. 助肺呼吸：西国药剂，具挥发性，帮助肺脏之呼吸，有吸氧排炭之作用。

3. 湿润空气：痧子恶干燥之空气，用此法则雾气弥散，空气含润，合于痧子之病理。

4. 温暖气候：痧子喜温暖之空气，用此法则水蒸气弥漫床帏，气候和煦，合于痧子之病理。

5. 辟除秽浊：痧子忌秽浊之空气，用此法则芳香之药性弥漫，辟除秽浊之气味，合于痧子之病理。

6. 弭除病变：痧子出不出，或出不透，则生命危险。所以出不出，或因邪机下陷，而大便泻；或因正气虚弱，而面色白；或因气候寒冷，而汗腺闭。于是后步之变化，气急鼻扇，再进而肺支气管炎，甚至毛细管均发言，所谓肺炎证矣。以外治喷雾疗法，扶助正气，升提邪毒，温和空气，痧子出透，自无以上种种之病变矣。

7. 防止早回：痧子出不透危险，即出透而回没太早，亦危险。所以回没太早，必因调护失宜，感受寒冷。其转变之途径有二：一邪毒聚于肺脏，支气管发炎，而气急鼻扇；一邪毒窜于血分，营血炽热，而壮热舌绛。若用此法，则保持痧子透出三日之久，乃无后患矣。

8. 润肺镇咳：痧子是急性传染病，其病害影响最大者为肺。外治喷雾疗法，帮助肺脏之呼吸，以抵抗病毒，赴合病机，至为切当。以故痧后遗留证、肺燥而咳、百日咳，亦宜用此法。

9. 救治肺炎：痧子转变为肺炎，气急鼻扇，急用此法，以宣肺达邪，平喘顺气。

——《新中医刊》1940 年第 2 卷第 8 期第 16～17 页

伤寒验血

伤寒始起，证状尚未显著之时，西医诊断，大都必须验血而诂定。先则数白血球以为诊断。普通健康之人，白血球为六千至八千。假定比较减少，甚至减少至三千左右者，于是断为伤寒证。然此乃诊断之一助，不能十分信确也。因白血球减少，不仅伤寒一证。例如，疟疾患者亦减少。若欲求其正确，必须验血。在病起一星期之后，抽血验韦达尔氏反应。其法，抽取病者静脉血五毫升，放置消毒之玻璃管内斜置之，送试验所化验。化验所以此血液与伤寒菌之纯粹培养液混合，检查有无凝集反应。若有反应属阳性，则为伤寒；反之属阴性者，则非是。大抵伤寒病发一星期乃至十日，始有韦达尔反应。反应之强度，随疾病之经过而增加。

西医验血之诊断，可谓真凭实据。以视吾国三指诊断，价值万千倍也。然吾人于临床之顷，以证状、脉搏、舌色以为诊断。其诂定病候，有时胜于验血功作者。西医必待验血始能诊断者，而吾人早以断定。今夏，余治小沙度路王姓公子伤寒，为一实例。王病伤寒，无前验证。一日，忽然发热四十度外，恶寒无汗，舌色白润，脉搏百十许。余即断为伤寒。用麻黄汤解表，汗出甚多，而热不为汗衰。继以白虎汤，而热依然壮盛。病家疑余诊断为伤寒不确，以病者在学校已打过防疫针。但是否霍乱与伤寒混合针，则不可知。于是另延西医来，认为病证在疑似之间，抽血以去。但病尚在一星期之内，尚不能化验，必须经过培养一日、二日、三日。不得其报告，余仍照伤寒治疗，连日进药，其热弛减至三十九度，不复再减。第四日（病已第八日），西医之报告始来，方确定是伤寒。病家中西并治，内服药为余处方，西医日来注射葡萄糖、维他命一次。治疗经过良好，一月痊愈。当西医诊断之初，认定二点不定是伤寒。一伤寒病起缓徐，安得有起病即壮热四十度外者；二现在时行防疫针，必伤寒与霍乱混合者。既打针，必能免疫。故必待验血始能断定。虽培养需时，亦只能等待至三日。余则认定恶寒壮热，是伤寒初起病型。此其一。其脉搏次数较之热度为少，亦伤寒病状。此其二。其病起先一二日，必已有微热。以少壮强健，未有困苦感觉，非骤然而起之壮热也。此其三。逮一用麻黄，进而白虎，而热仍不解，断非流行感冒病候，益信是伤寒无疑。或谓病在太阳，解太阳，病即愈于太阳。非确论也。伤寒必须经过三四星期，殆无缩短可能。

某日，于朱小南先生宴席，晤祝味菊先生，言某甲病热，十二日后延诊。

断为伤寒，而病者极端否认。曰："去年已病伤寒，终身可以免疫。即使例外，有二次发者，安得有连年发？"又既病已验血二次，非伤寒云云。但认定热型、脉搏、舌色，必是伤寒不误。嘱令再作第三次化验，且送另一化验所，结果乃确定伤寒。

信如上述二事，则吾国之诊断术，实为江河不废，较验血为佳，并且迅捷过之。国人事之以为西法善于中法，洋货胜于土货，妄自菲薄，安知中法有胜于西法，土货有高于洋货者哉！撮举此事，以见其例。

——《新中医刊》1939 年第 2 卷第 6 期第 19～20 页

空炮——附子方

不佞授温病课，宗派吴门陆九芝说：用药多偏凉，间用温，百不得一。同学有问难者曰："治温多见用附子等温剂而愈者，敢问何故？"所对或未能详辨，兹详述其理。付《新中医刊》，为同学释疑解惑也。

热病治以凉药，为大体方面事。是正治法。有应以温剂者，为权宜之通变。是从治法。仲景《伤寒论》自序“撰用《素问》九卷”，则其治法根据《内经》。此则《内经》所谓“微者逆之，甚者从之”也。逆谓正治，从谓反治。病热治以寒，病寒治以热，药与病相逆，故为正治。病寒以治寒，病热以治热，药与病相从，故曰从治。凡病之微者浅者，用正治法。如太阳证中之麻、桂解表，芩、连清里，药与病相反相逆，皆“微者逆之”类也。少阴病发热用附子，药与病相类相从，乃“甚者从之”类也。以寒药治热病，以热药治寒病，有迎头痛击之势，故曰逆。以寒药治寒病，以热药治热病，为从通权达变之法，故曰从。何以如此？则以病有深浅，证有真假。病浅者，见证多属真象；病深者，见证多属假象。故病浅而微者，见热为真热，见寒为真寒，当逆之。病深而甚者，见热非真热，见寒非真寒，当从之。然逆者正治，从者反治，尚有进退轻重。故《内经》又有“从多从少，观其事也”之文。附子汤中附用二枚，麻黄附子细辛汤中附子用一枚，真武汤术、附为主而兼白芍阴药，四逆、白通全用温药，不用护阴。此即“从多从少”之旨。

热病初步为阳证，病浅病微，热为真热，故应用凉。后步为阴证，病深病甚，热为假热，故可用温。惟此等处，辨证要十分清楚。热病未至阴证，尚未寒化，其热还是真热，而早用温剂，无异负薪救火。若已寒化属阴证，其热已非真热，而犹用凉剂，不啻雪上加霜。

肢冷脉伏，汗出肤冷，阴寒证状显著，用附不难也。难在阴证而见阳证假象，寒证而见热证假象。如大虚有盛候，戴阳而面赤，此非高手不能断然处置。今所见附子方，深得《内经》“从多从少”之旨。附子一味，阴药倍蓰。白芍、龙、牡、灵磁石皆护阴之药，与麻、附、真武、白通、四逆辈不逮远甚也。病已寒化，难中肯，不得大效。病将寒化，可望相得。若阳证热证，难不相得，却不遽死。以护阴之药，倍蓰阳药，不致变生眉睫。故今所见附子方，非实弹大炮，空有大声者也。

——《新中医刊》1938 年第 2 期第 4 页

治失三则

医案专籍，至逊清一朝，汗牛充栋，类皆治验实录，绝无不治、失治之案。岂一生为医，竟无不治之病？矜伐功绩，讳饰过误，积习相沿，比比皆是。是故医案之于医学，无多用处。病治者有记录价值，不治者更宜详为记载，以资后学研究，必如是医学方有进步。兹篇所记，颇有关于医学前途，于病家有所箴告，于医家知所惕厉，故不惜暴露己短，而记录之。

案一 法租界马浪路姚伯南夫人，四月中病寒热，予小柴胡汤两剂已瘥。越日出门，复感再病，寒热起伏，弛张颇甚，胸脘苦闷，脉弦数，舌红润。乃夏秋见习见之病，予柴、葛、芩、连数剂，病无出入。后用茅术、白虎汤。姚君岳母楼太夫人见用石膏大惧，勉进一剂，热退减。再诊挽陆君渊雷同往。处方倍石膏、柴胡。太夫人益惧，屏不敢服。楼夫人之令弟楼君亦病，病情相仿较轻，带诊数次，病瘥而余热不得速清，心殊焦急。乃改延所谓伤寒名家亦称龙朋者，先治楼君，曰“无妨”。再夫人，则正式告以危险。脉案构以耸听危辞，曰“防其昏厥”，方药却甚轻浅浮泛，无非豆豉、石斛。越数日，出痦疹。幸赖高明，未至昏厥，调理匝月痊愈。

按：此病为长夏习见之证，殊无记录价值，然予却有失着。故认为失治案之一。病者苦脘闷，因不咳，未能肯定其必出疹痦。此一失也。湿温证，例不得速愈，而认真，用苦寒药求速效。此二失也。因此二失，转不能如时医之得信任，此不足奇也。所为怪者，名家危词耸听之江湖术也。

疹痦将透出，名家适逢其时。不然豆豉、石斛之力，岂能胜于柴胡、葛根？既淡豆豉、大豆卷、鲜石斛等足以应付之病，决不致昏厥；此数药，亦决不能弭昏厥于无形。方药不称脉案，是可怪也。在时下名家，“防其昏厥”“防其发厥”“防其虚脱”字样，几于千方一律，已成一定方式。初不知何以将为昏厥？更不知何以防其昏厥？须知如此写法，更为巧妙。后日，成则居功，败则卸过。已早于初诊时，预为地步。此则有关于医学真伪，非细故也。

“防其”之说，是时医藏身之窟。碻矢于有清嘉道年间，盛行于今医时代。陆九芝先生作《讥苏·谈防其说》，节录如下：

假其人得昏热病，一二三日未必遽命医也。至四五日而不能不药矣。医来病家，先以一“虚”字箝其口。若惟恐其不以为虚者，药用大豆卷、淡豆豉，防其留恋增重也。此数日间，绝不用些微辛散，防其虚也。不如是，不合病家意。五六日，用生地，用石斛，主案书“防其昏谵”。不如是，而欲以苦寒去病，病家不乐闻也。越日而昏沉谵妄矣。六七日，用犀角、羚羊，案则书曰“防其肝风动”“防其热入心包”。不如是，而欲以攻下去病，病家所大畏也。逾时而妄言妄见，手肢掣动矣。如是者谓之一候。一候既过，病势已成，然后珠黄散、苏合香丸及至宝丹、紫雪丹，贵重之物，于焉毕集。病则舌强言蹇、目光散乱、囊缩遗溺、手足厥冷，种种恶候，相随而至。于是，他无可防，而独防其说矣。此等病状，若在七日以外，十三四日之内，病家一味“防虚”，十分忙乱。亲友满望，或说阳宅不吉，或疑阴宅有凶，或则召巫，或则保福，一面按日开方，所防皆验。甲乃拉乙，乙复拉丙丁，方人人同，防人人验。病至此，即有真医，安能将其真方、真药希图挽救于不可必得之数而适陷坎中？亦惟有兴时俯仰而已，是亦病家迫之使然也。徐徊溪曰：“病家方服其眼力之高，不知即死于其所用之药。”

以上云云，切中时弊，洵为砭时救俗之论。姚夫人之病。未至如此之甚也。假不佞不治于先，不用辛散、苦寒于初，若早延名家大豆卷之手笔，则病之变迁，正不可知。或竟知九芝先生所言，节节防其，节节如其所防。乃狗尾续貂，辛得邀功。是殆姚伯南先生门祚之幸。不然者，竟当如广吉里张某事也。

案二 闸北广吉里张某，正在壮年，在交易所为经纪人，日入甚丰。秋末，病多日，独强至交易所办事。至第五日，始来门诊。热甚高，恶寒无汗，伤寒太阳症仍在，予麻黄汤。翌日，稍得汗，恶寒解，热仍高。再诊予葛根芩连，既而大便溏泻。太阳阳明必自下利，原无足奇，仍从葛根芩连加减出入。虽无进展，却无坏象。然而病家惊惶万状，亲朋会集，交相荐医，乃以重金聘请海上唯一名家。名家出诊不易，延请必具铺保，出门必有保镖，汽车鸣鸣，深夜始至。诊脉立方，案曰："是秋温伏暑症。"病已凶险。防其昏谵。药用鲜石斛、大豆卷、淡豆豉、冬桑叶等。连续延诊五次，处方大致不外此类套药，病遂日重。果然昏沉谵妄，如名家所言。初，张某与予虽非至稔，然家属有疾，辄延予诊治。此次四诊不效，见大便溏泻，误认为漏底伤寒。自然大病，必须大医，乃改延名家。至是五诊，病情日非。念予诚笃，复来邀诊。则神识昏糊，时或狂躁，舌干绛卷短，腹痛便血，是津液受劫，热深入营。腹膜炎肠穿孔，势已不可挽救。予不忍弃之去。告曰："尚有最后办法，惟弋获与否不可必。"予个人不敢负此重任，当邀吾友来商，病家诺之。乃电徐君衡之、刘君泗桥来，予《小品》犀角地黄汤，倍用生地。晨间定方，病家后转辗延他医，最后仍主予等方。而进药已在黄昏时候，药力不及，至午夜而逝。张某之死，予为之惆怅懊恼累日。予敢大胆言，张某非死于病。病为伤寒，而曰秋温伏暑；重金延聘，只买得豆豉、豆卷之力；进而神昏谵语，再进而穿孔下血，还是豆豉、豆卷。有为青年，断送于是。孤儿寡妇，成就于是。呜呼！谁实为之？谁令致之？究亦非名家之咎。始作俑者，其在叶、吴。叶、吴邪说，贻毒无穷。目击心伤，衔恨何极！

毕竟张某之病，是伤寒，还是温病？据名家言是秋温，病家当然信从名家言，转予以认作伤寒治，误矣。最后得某西医诊谓是伤寒，予冤姑得平反。否则是非颠倒，功罪反置。然事实俱在，既不必以口舌笔墨争辩，更不须借西医伸冤也。此病在予四诊之时，委实无险恶证象。辛凉解表，苦寒清理，葛根芩连实为正当不易办法。进而狂躁谵妄、协热下利，当用承气。乃始信终疑，误入歧路，殆命也夫！

案三 至友李茗楹君令郎二岁，一日忽发寒热，面色红润，热不甚，有汗，略略咳嗽。时在初冬，邻里有出痧疹者，恐其出疹。予谓病情甚好，只须辛凉解表。欲出痧疹，自然透出。处方用茅根去心五钱，其他葛根、连翘、薄荷等称是。越三日，不相闻。至第三日晚，李君至，谓昨夜请推惊婆。予问为何作惊？照前日病情，不致惊风。君谓未见惊状，恐其作惊，为防患未然也。乃同往诊视，小儿面色反不如前，酣睡。自推惊后无汗，信邻妇言恐出痧疹，故茅根不敢服。谓茅根性凉，去心者更凉。故只服一剂而止。予闻言。殊不悦。念茅、葛之力，只一帖，当未及彀。处方仍为前。越日再诊，表热不扬。以热度表量之达四十度，少汗，而气息粗。病情较重，予私自考量，当用石膏，并需麻黄取汗。然茅根且畏其凉，毋论石膏。倘非必要，宁取缓者。李君与予过从甚密，若有缓急，必来相告。遂用柴葛解肌汤，去石膏加以黄连、黄芩。至翌晨，迟李君不至。晌午，自往探望，则病情已急。问昨夜经过，谓昨方未服，至午夜，手足抽搐，目珠上泛，气息甚促，痧疹见而不畅。早晨延请李某，顷来方去。索其方，用麻黄石膏，先予猴枣散等。予曰：“方药良是。惜已嫌迟，是诚予之过也。”及午，不及药而殇。是夜，其七岁女公子亦病。视其胸背见痧点，咳嗽咳血，谓向明急送福民医院。越日，痧疹透达甚密，遍身有汗。经西医裸胸听诊数次，遂闭。痧疹隐没，遂气息鼻扇。医言危险万分，但用喷雾机助呼吸，而无对症治疗。李君知医院不可恃，乃挽予诊治。痧疹早没，乃转肺炎证。舌干绛卷短，言语蹇涩，先予犀角地黄一剂，继予大剂增液、宣肺达邪等药，热度以次遽减，舌色逐渐淡润，得不死。

李君令郎之殇，委实是予过失。设病变之夕，即投麻黄石膏，或不死。乃未能当机立断，因人之疑，而放弃原有主张，屈己之意，而求合病家心理，过失在是。设处麻石方，虽被弃不用，告无罪矣。

虽然，此病节节错误，一再至三，苏常习俗，凡普通寒热，掘地取茅根煎服，出痧疹则尤为的对之药。乃谓茅根性凉，去心更凉，有碍痧疹，不知出何经典？疑忌不敢服，无惊事推拿，任医而信从不如邻妇。

此一误。柴葛解肌之方，力虽不逮麻石，然方未尝误。设早进药，决不致一变而不可收拾。既任之而又疑之。此二误也。不另为之计，及变端骤起，又不走告，坐失病机。此三误也。夫疑惧交并，则邻妇之意见纷陈；信任不专，则医生之用药为难。皆病家所大忌也。李君至友，固知予非庸劣粗工，乃前者临时而疑，以致偾事。后者临危而专，遂得竟功。此中得失，果何所系？贵而贱目，贤者不免。呜呼！邻妇之言，深可畏哉！

——《医界春秋》1932 年第 69 期第 33～36 页

婴儿保育法

（一）哺乳

初生小儿不当即予乳，须待一周时候，用大黄、黄连、黄柏各三分煎汁，频频灌入，然后得大便如黑漆、黏痰之粪质，从此胎毒外泻，将来可免种种胎毒之病，痘疹、疮疖，不易传染。

生母能自哺乳，最佳。若万不得已，雇佣乳妈，须择年壮、康健无病者，面目清秀，品性驯良者尤佳。

乳母与儿睡时，不可以乳头常放儿口内，恐母熟睡后。小儿气窒闷毙也。又不可以口鼻之气，吹小儿之囟门（头顶前部跳动处）。

生母不能自哺乳，必须雇佣乳妈。若以牛乳或代乳粉哺之，则小儿必患贫血症，或发育有妨碍。以牛乳中缺乏铁质故也。

生母有肺痨、梅毒或虚弱贫血等症，若自哺乳，妨碍婴儿之发育，宜另雇乳母。

生母忽患乳岩、乳痈或他种时病者，宜暂时停止哺乳，以代乳粉等暂代之。

哺乳宜有节制，二三个月内，最好每三小时予乳一次，勿随便而漫无限制也。

小儿啼哭盛时，不可哺乳。恐气逆不顺，乳积而为惊也。

乳母当盛怒、悲哀、惊恐之余，不可哺乳；否则，易为疳、惊、发热诸疾。

哺乳不可过饱，饱则溢而呕吐，有伤胃气。乳母乳不足，当恣啖甘肥油腻。若气血不旺乳少，当服药。

小儿若有疾病，必要时乳母须忌口，须听从医家言。

小儿满周岁后，即可断乳。多至十八个月，再多则小儿反不康健。

小儿初断乳，予粥饭须有节制。夜间宜备开水、米粥等，随时予饮。

小儿初断乳，必啼哭、叫闹，不可姑息溺爱，复予乳。犯之，则为奶痨。

小儿断乳之后，除粥饭外，宜以奶粉、莲子等补充其营养资料。

（二）饮食

婴儿半岁后，可予食陈米稀粥，渐次予稠粥。至周岁后，可以少予干饭。粥饭后，不可便乳；吮乳后，亦不可便饭。否则，乳食相积，易成食积。

婴儿在六个月内，不可予食荤腥、油腻，最少须在半岁后开荤。早荤易致腹泻等疾。

甘美之味，不可与婴儿常食。若成习惯，则嫌恶菜蔬，非但养成其奢欲之习惯，并且缺少蔬菜之营养素，反无益于身体。

茶食、水果等杂食，不宜多予。若溺爱而恣食杂物，不能正餐粥饭，必酿成疳疾。

不可给予银钱，以买市上不卫生之食物。既免疾病，又可养成其节俭之习惯。

夏令，宜减少甘肥之食物，当清淡之品。辛酸之食物，宜禁勿食。

瓜果生冷，不宜多吃。其未成熟者，或腐烂者，尤宜禁绝。

勿使食物玩弄龌龊而后食。

食后宜令游玩散步，一小时内，不可令睡卧。饮食不宜过饱，过饱则肠胃消化不良，容易停食。

食后，慎防跌扑惊恐。又食后如有过失，不宜呵骂责打。犯之，均宜成惊。

（三）衣着

衣服宜宽大轻软，冬宜棉绒，夏宜纱布。小儿夜卧，往往踢去覆被，最好连衣而卧，免致受寒。

衣服厚暖，务求适中，宜时刻注意，朝夕宜稍加，中午宜稍减。

腹部宜令温暖，虽在夏令，亦宜缚以兜肚（腹部另缚之一块布，俗称兜肚）。

衣服宜勤洗涤，内衬衣尤须勤换。因小儿之皮肤排泄较成人为敏活，容易汗秽。

（四）调护

小儿啼哭，不宜随即怀抱。须知多啼哭，可以扩张其肺量，有益无害。

小儿初生，形骸虽具，筋骨尚柔软，不可抱在手中震荡，尤不可竖抱，竖抱则易于受惊，且头颈软倒而成天柱倒侧，或成斜首之形。

小儿睡卧，不可偏侧一面，宜时常换掉，否则面形不方正、两颐歪斜。

小儿半岁后，尻骨较壮，当教学坐。十月后，膝骨较劲，当教儿学立。周岁后，腿骨较坚，当教儿学步。

小儿届二周岁后，能自步行，勿令在龌龊处游玩。

小儿能行走时，每喜跳跃，宜注意勿令跌扑；饱食之后，尤宜注意；犯之，易作惊风。

细小之玩具或细豆等，不宜任儿玩弄。恐小儿无知，塞入耳、鼻或下咽喉中也。

（五）卫生

小儿排泄机能敏活，容易积垢，宜勤沐浴，勿以丝瓜络等擦伤皮肤，宜以药皂。

小儿臀部及前阴部分，屡受尿、粪之浸潮，皮肤容易受伤，宜勤洗涤，并宜勤换尿布。臀部及前阴洗后，宜以松花粉扑之。

小儿口腔内，每日早晨宜取药棉花浸硼酸水拭之，可免鹅口等患。

小儿喜食糖果，故多蛀齿之患。每日，若以小牙刷刷之，则残渣不致嵌积齿缝，可免此患。

小儿睡眠时间，逐渐减少，大约初生月内，几乎终日在睡眠时中；半岁之内，每日睡眠时较少；三岁至四岁时，午前、午后宜睡各一小时；五至七岁时，午后宜睡眠一小时。三岁以后，宜令有起居一定之习惯。

小儿若不能安眠，当审其所苦。或饮食过饱，或为饥饿，或剧烈之嬉戏，或可怕之图画，刺激其脑部，或为蚊蚤刺痛，或为寒暖失调所致，慎勿胡乱吃药。

小儿嬉戏运动，宜任其自由，惟剧烈之奔跑、跳高、跳远，宜绝对禁止。

小儿在庭院或花园中游嬉，宜任其自由；如在尘埃飞扬、空气污浊之处，或龌龊之街道里弄中，宜禁止之。

小儿生三四月之后，若遇青白日和风卿云之时，可以抱其出外，在公园中最好，借吸新鲜空气。若深藏密室、重帏之中，反致萎弱多病。

值天时不正，或流行疹痘，或其他传染病时，慎勿使儿外出。

（六）种痘

种痘，以春、秋两季最宜。若在天花流行时，虽在冬季，亦可种。

小儿三四月后，若神情甚好，大、小便匀调，完全无病时，即宜种痘。

时在春、秋两季，为天痘流行时节，最好及时种痘，免除危险。至身体不好、生齿、断乳、发热等不能种时，切勿抱儿外出，免致传染。

牛痘种后，四五日起水泡，再二三日成脓泡，此时体温较高，再二三日脓泡渐干结痂，痂落自愈。

种痘之后，乳母宜食鲜笋、鲫鱼等，助痘透发。初次种痘而不出者，过一星期后即可再种。种痘，大约每年一次，第四年不必再种。痘发必痒，宜留心，勿令小儿抓破。

——《慈幼月刊》1931 年第 2 卷第 5 期第 52～56 页

发刊语

先师恽铁樵先生，乙丑年创办铁樵函授中医学校，道高魔深，遭嫉忌而中止。癸酉年（1933）重办医学事务所，鄙人始终参与其事，于今又整整三个年头了。在这个时期中，恽先生作古，我们受重大的损失。虽然讲义大份已经编辑完竣，而先生犹继续不断地著作。平地风浪，不幸在去年夏天病卒。不仅是我们医学集团中之不幸，实乃国医界之不幸。恽先生赍志以殁，临终的时候，感觉到两番办函授，着实造就几个人才，以故遗命继续办理。

我们的讲义——恽先生的著作——不落前人窠臼，不袭西书成说。他的精力所在，最有价值的，不是抱残守缺，死煞“太阴湿土、阳明燥金”的学说。什么地方，凡所见闻，都留心着，发明医理。可以说如九方皋相马，在牝牡骊黄之外。现在已为一般人所认识，固无庸鄙人为之铺张。

先师努力函授医学工作，前后十年，有相当的功绩。还有许多人怀疑说：“医学关系民命。治医者，必须召集徒师，耳提面命，然后可以应世。”此种说法，鄙人亦常想到。往古士子，试及第举孝廉，而不求官达，治经方成一代医宗的，很多很多。近古如王肯堂、徐灵胎辈，未尝从师受业。吾乡先辈柳冠群中了举人，自治岐黄，名噪一时，他亦没有受业的先生。就如恽先生在商务书馆主编《小说月报》，驰名文坛，中年方治医经，虽然数度请教汪莲石先生，毕竟恽先生之医学不是从汪先生来的。盖中国医学与西国医学途径不同。西医尚实质，解剖化验必须聚众一堂受业。中国医学则不然。关系文学，仅有聪明睿智之士治医而成通才。所以国学精的，治医就能成高手；文学粗浅的，造诣就不兴了。民元以来，学风已变。不重国文，程度日渐低落。自治医经，止能及于

《汤头歌诀》的程度，不能深造。再要想如王、徐辈之杰出，可算绝响了。再数十年之后，吾国医学种子将自行消灭，不必假手他人了。恽先生怒焉忧心，所以百折不挠的创办函授医学。

又有人疑惑函授医学，终成不了事。关于这一点，我们自己不能夸张，却有事实证明。如同学许屈熿女士是个例子。许女士的丈夫与儿子，都以伤寒病丧于西医之手。许女士痛定思痛，发奋研究中医，加入我们的集团。去年她还请我看过病，觉得她医学程度很幼稚。为时仅一年有余，她把本所讲义完全读过了，能够悉数明了讲义中的精义。她所作《对于铁樵医学之认识》一文，真是惊人的进展。其中有三个因缘：一许女士的文学本来高超的；二她是志向坚决并且用力很勤的；三也是本所讲义能够令人启发，没有“太阴湿土、阳明燥金”之学说，令人昏闷而中沮的缘故。其他杰出之士很多，都可以在本刊内充量表现着。

我们医药事务所为宣扬国医学工作整整三年，粗具规模，薄有成绩，故编印此刊以见概况。荷蒙海内外学员踊跃投稿，很为感激。篇幅所限，不能尽量刊载，就在此道歉。

——《铁樵医药事务所三周纪念特刊》1936年第8~9页

中医历代名著简介（章巨膺　黄儒珍）

我想把中医历代名著，自《黄帝内经》起一直到明清有名的医籍作简单的介绍，把各书的核心和精华揭写出来，为研究中医的同志们容易抓到重点，可以节省些时间和精力。但是这个工作不很简单，自己顾虑到学术水平不够，写作时间很少，一定很多谬误之处，希望同志们批评指教！

（一）《内经》

介绍《内经》的内容，首先要说明三点：

第一，《内经》是研究中医学的重要典籍之一，它是中医基本理论和术语的大本营，后世医学的理论根据都源泉于它，因此写来须得占重要篇幅。

第二，中医学的理论根据虽然源泉于《内经》，但是中医在业务操作上，却不是把它当作临证医典，翻出《内经》来，只能了解一些原则性的理论，极少见到具体的诊断、治疗和用药的方案，所以初步研究中医学，不需要把它作深深致力的对象，且先了解它的基本理论和术语的意义。假使先致力于《内经》，就好比科举时代的所谓“儒生”，在幼龄时先熟读论语孟子，盲目强记的教学法；科举废了五十年，教学方法已有了更大的进步，而研究中医从《内经》入手，介绍中医学首先提出《内经》，那就等于五十年前旧的落后的教学方法，后果必然是使研究中医学的同志们“索然无味”“废然而返”。

第三，读《内经》，先要明确观点：《内经》以“气化”为立论的张本，以“四时”为立论的据点。这一点，是《内经》的理论基础；因此不能以“机械唯物论”来衡量的。因为环境条件的不同，研究的方式方法不同，所以它的发展方向也就不同，而成为祖国医学特有的理论体系。如果要以解剖学的细胞病理学为基础的理论体系相对照，那就很难全部符合细胞病理学者的要求。

《内经》是祖国医学最早出现的一部书，它有三千多年历史，是秦汉间人汇集过去时代关与医学片段的、点滴的理论经验文献编撰起来的，不是出于一人的手笔，也不是成于一时期，因为要取人信重，所以注名黄帝所作。这部书分《素问》《灵枢》两部门，长时期受着医家一致的推崇，奉为医学的经典。内容丰富，包罗广阔。最先注解《内经》的著名作家唐代人王冰说：“其文简，其意博，其理奥，其趣深，天地之象分，阴阳之候列，变化之由表，死生之兆彰，不谋而遐迩自同，勿约而幽明斯契，稽其言有微，验之事不忒，诚可谓至道之宗，奉生之始矣。”整治《内经》的宋人林亿说：“上穹天纪，下极地理，远取诸物，近取诸身。”清代医家张志聪说：“阴阳寒暑之所从，饮食居处之所撰，五连生制之所由胜复，六气时序之所由逆从，靡弗从其本而谨制之，以示人维持，而生人之患微矣。”（言《素问》）“营卫气血之道路，经脉脏腑之贯通，天地四时之所法，音律风野之所由分，靡弗借其针而闭导之，以

明理之本始而惠世之泽长矣。”（言《灵枢》）

从以上这些文献中可以看出历代名医对于《内经》的推崇，更可看出《内经》在中医学上的地位和价值。《内经》是古代综合性的自然科学书籍，而偏重于企图解释人与自然界的现象和各个方面的关系问题，它以阴阳、五行、六气等理论，来推论人体生理的形态与机转，以四季气候的嬗递，推演人体病理的变化，掺杂一些唯心主义的哲学思想。总的来说，环绕着阴阳、五行、六气、四时、脏腑、经络、营卫、气血等基本理论；分析的来讲，包含着解剖、生理、病理、诊断、治疗、卫生、预防等各种学科，现在分段的介绍一个大概。

1. 基本理论

（1）阴阳观念

古人把宇宙间各种事物及现象，联系到周围的一切，用“阴阳”二字来分类、推演，又用它来统辖、归纳。这个学术思想笔始于易经，影响到各种学科，《内经》也不例外，运用它来解释生理、病理的正常与变常，说明诊断、治疗的方针与规律。若以苏联先进医学巴甫洛夫学说的整体观念来衡量，则我们的祖先，很重视内外环境的影响和其统一性而用阴阳二字来概括论述，这是突出之点。分析起来，它运用到八个方面：

①泛指宇宙间的一切：如《素问·阴阳应象大论》：“阴阳者，天地之道也，万物之纲纪，变化之父母，生杀之本始，神明之府也。”《素问·四气调神大论》：“……夫四时阴阳者，万物之根本也”“故阴阳四时者，万物之终始也，死生之本也。”

②分别事物的相对：如《素问·六节脏象》论说：“天为阳，地为阴，日为阳，月为阴。”《素问·阴阳应象大论》：“水为阴，火为阳。”“阳为气，阴为味。”

③区分器官等的类别：如《素问·金匮真言论》：“言人身之脏腑中阴阳，则脏者为阴，腑者为阳，肝、心、脾、肺、肾五脏皆为阴，胆、胃、大肠、小肠、膀胱、三焦六腑皆为阳。”

④说明机能的平衡：如《素问·生气通天论》：“阴平阳秘，精神乃治，阴阳离决，精气乃绝。”《素问·阴阳应象大论》：“阴胜则阳病，阳

胜则阴病；阳胜则热，阴胜则寒。”

⑤说明生理的作用：如《素问·生气通天论》：“阴者藏精而起亟也，阳者衡外而为固也。”《素问·阴阳应象大论》：“阴在内为阳之守，阳在外为阴之使也。”

⑥解释病理的变化：如《素问·脉要精微论》：“阳盛则身热，腠理闭……阴盛则身寒，汗出身常清。”

⑦说明诊断的方法：如《素问·阴阳应象大论》：“察色按脉，先辨阴阳。”“审其阴阳，以别柔刚。”

⑧确定治疗的原则：如《素问·生气通天论》：“凡阴阳之要，阳密乃周；两者不和，若春无秋，若冬无夏；因而和之，是为态度。故阳强不能密，阴气乃绝。”

其他运用到脉搏、色泽、等各方面，不出以上几项范畴，从名词的表面来看，好像是抽象的、唯心的理论和运用。但实际上并不是完全空泛的理论，而也有其一定的客观事实现象，作为立论的基础的。

（2）五行生克

五行生克，也是《内经》中理论体联系之一，它记一种基于事物现象的逻辑，将事物间的系与作用，归纳而成的一种概念。把事物的“意象”，以金、木、水、火、土、五种类型而囊括之。它又把宇间事物底千变万化的现象，纳之于五行相生相克作用的基本概念之中，从而说明各种变化的因果。

故用之于时间，则配合到四时季节之嬗递；推之于空间，则配合四方；连系到人体，则配合到五脏。更应用到声、色、气，味等方面，都用作解释的公式。

恽铁樵氏《群经见智录》说：“春夏发陈，乃万物向荣之候，此时植物之生意最著，则用木字以代表春季；夏为溽暑，骄阳若火，则以火字代表夏季；秋时万木黄落，有肃杀之气，比之兵革，则以金字代表秋季；（金、兵也）冬令严寒，惟水最寒，故以水代表冬季；夏至一阴生，其时为一岁之中央，其气候多湿，故以土字表长夏。……”他又说：“木生火者，谓春既尽，夏当至，夏从春生也；火生土者，谓夏之季月为更长，长夏从夏生也；土生金者，谓夏尽为秋，秋从长夏来也；金生水者，秋尽为冬也；水生木者，冬尽则为春也。……”

凡此都是说明四季时序气候等的递变，均符合于五行相生的原则。因此，我们不难想象古人是把许多自然界的现象，通过观察与归纳的结果，而发现了这个五行生克的规律，由此可见，我们可以肯定五行生克的理论，其基础也足从自然现象中通过实际观察，经过逻辑归纳所得的概念性的结论，并非完全向壁虚构东西了。

（3）四时六气

古人观察人体患病的因素，有内因（七情之变）和外因（六淫之邪）的分别。六淫，是六气的太过，所以《内经》以四时之气候分别为六气——风、寒、暑、湿、燥、火。《灵枢·百病始生篇》：“夫百病之始生也，皆生于风寒暑湿燥火。”把大气的气流变动名风，气温的增高名暑，大气的湿度增大名湿，气温降低名寒，大气湿度减小名燥；观察到气候的变化可以影响于人体而致疾病，定出六个纲领来，同时联系到四时，配合春为风，夏为暑，长夏为湿，秋为燥，冬为寒。

风不限于春季，所以《素问·四气调神论》说：“风者百病之始也。”风又不仅限于指气候，凡涉及神经官能的病变，也叫风，所以《素问·风论》说：“……风之伤人也，或为寒热，或为热中，或为寒中，或为厉风，或为偏枯，或为风也，其病各异，其名不同。……”凡此说明机体的生活与气候息息相关，是不能分开的。由于外因的变化而引起的各种疾病，根据病因学的原则，把它分为六类，比较有了些系统，现在我们知道，各种传染病大致上有着一定的流行季节，很可能都是古人对于传染病的印象。

（4）脏腑经络

《内经》中所论的脏腑与作用，是基于《易经》的四时演变的理论，以四时来支配，以气化来概括，更将人体各组织器官的作用以及观察所得生理病理的现象，分配于脏腑，如果以解剖学的眼光来看，是难以完全符合的。也不能以现代生理解剖学或病理解剖学来全部核对《内经》上所指的某脏某腑的作用，因为《内经》上所指的某脏的作用，往往并非就是该脏的作用，而是指其他作用。如《灵兰秘典论》："心者、君主之官也，神明出焉；肺者、相傅之官，治节出焉……"又如："忧思伤心"等等；把人脑的作用隶属于心，这些文献很多，举出一例来说明，免得读者发生错觉（至于《内经》中所讲的经络，《灵枢》言之最详）。古人以五脏六腑加一心包络共为十二器官，各器官各有一经，言之有物，有路线有经穴，如《素问·经脉篇》说："肺手太阴之脉，起于中焦，下络大肠，环循胃口，上膈属肺，从肺系横出腋下，下循臑内行少阴心主之前，下肘中，循臂内，上骨下廉，入寸口，上循鱼际，出大指之端……"此种经络，根据现代解剖所得的结果，并未发现此种经络。既不是血管，也不是神经。根据《内经》的理论体系基础来推断，很可能是表示者某脏器底生理的或病理作用与影响而言，这是古代针灸治疗法从长期积累的实践经验，也是中医学特点之一。

（5）营卫气血

《内经》中还有一种基本理论是"营卫气血"。它是概论人体生活的源泉，血指实质的血液，营卫气都是抽象的，然而言之有物，营不是指血，卫不即是气，但是营由于血所产生和气的统帅，卫由于气的活力和血的流行，《灵枢·营卫生会篇》："何气为营，何气为卫，营安从生，卫于焉会？……曰：人受气于谷，谷入于胃，以传与肺，五脏六腑，皆以受气，其清者为营，浊者为卫，营在脉中，卫在脉外。……阴阳相贯，如环无端。"又说："营卫者，精气也；血者，神气也。故血之与气，异名同类焉。……"《医宗金鉴》解释："以其定位而言，则曰气血，以其流行之用而言，则曰营卫。"一般释义，营是描写血行循环的活力，卫是形容肌体煦暖的气温，所以营血卫气又相提并称。古人观察人体生理上的现象存在一种活动力，是气血运行，与现代的学说相比较，近似机体体液的循环作用。

至于"气"字更广的应用于多方面：

①泛指的人体正常生活机转叫作"气"。如《灵枢·决气篇》："何谓气？岐伯曰：上焦开发，宣五谷味，熏肤、充身、泽毛，若雾露之溉，是谓气。"

②指脏腑一般生理作用叫作“气”。如《灵枢·脉度篇》说：“肺气通于鼻，肺和则鼻能知香臭矣；心气通于舌，心和则知五味矣。……”

③指致病的原因叫作“邪气”。如《灵枢·邪客篇》：“夫邪气之客人也，或令人目瞑不卧者。”《灵枢·四时刺逆从论》：“是故邪气者，常随时四时之气血而入客也。”

④指人体抗病的本能叫作“正气”。亦曰“真气”，如《素问·疟论》说：“真气得安，邪气乃亡。”

⑤指人体病理的现象也叫“气”。如《素问·调经论》说：“气有余，则喘咳上气；不足则息利少气。”

其他还有泛论生理现象叫“元气”“真气”“客气”“中气”等等，又泛论疾病的形态，叫作“胃气”“肝气”“气盛”“气滞”等等，在治病方面有“补气”“顺气”“降气”等名称，这个“气”字广泛的运用，不胜列举。

2. 分科学说

（1）生理

前文说《内经》所讲的五脏六腑的生理，不完全是实质的，它是集合生理现象，基于四时立论，所以恽铁樵氏说：“《内经》之五脏为四时之五脏，非解剖的五脏。”论到解剖生理方理也有很多记载，若以现代解剖生理学来考核，有很多若合符节的。任应秋在《伟大的祖国医学的成就》一文中说《灵枢》上记载食道与肠道之长度为1∶36，而德人某氏所记载确数为1∶37，两者基本上是完全相符的。其他论生理的记载更多，如《素问·上古天真论》说：“女子七岁肾气盛，齿更发长，二七而天癸至，任脉通，太冲脉盛，月事以时下，故有子……”是描写人体发育的程序。《灵枢·经脉别篇》：“脉气流经，气归于肺，肺朝百脉，较精于皮毛。”与现代的肺循环的生理是符合的，《素问·六节脏象论》说：“脾胃大肠小肠膀胱者，仓廪之木，营之居也，名曰器，能化糟粕，转味而入出者也。”是描写消化生理。

（2）病理

《内经》以天之六气太过为害者便是六淫，六淫之“邪”，感则害人。《素问·阴阳应象大论》说：“春伤于风，夏生飧泄，夏伤于暑，秋为痎疟，秋伤于湿，冬生咳嗽，冬伤于寒，春必病温；四时之气，更伤五脏。”

又如指神经方面的病变，（抽搐痉挛……），归咎于“风”。见疮疡发炎红肿的现象，则推其病由于火等等。《大论》说：“风胜则动，热胜则肿，燥胜则干，寒胜则浮，湿胜则濡泻。”又曰：“……阳胜则热，阴胜则寒，重寒则热，重热则寒；寒伤形，热伤气，气伤痛，形伤肿。……”等等，更是基于阴阳概念下，从整体观点出发的病理论，这些都是中医学论病机病理的张本，凡诊断治疗都从这些理论出发。

（3）诊断

古人诊断方法有“望闻问切”四种，望色泽，问所苦、听声音、诊脉搏，这类的记载更极丰富，尤其是掌握全局，从整体出发。如《灵枢·五色篇》：“察其浮沉，以知深浅，察其泽夭，以观成败，察其散抟，以知远近，视色上下，以知病处。”这说明诊脉要与其他症状、形、色、等相结合，是基于整体观点而下结论的。如《素问·阴阳别论》说：“形盛脉细，少气不足以息者危，形瘦脉大，胸中充气者死，参伍不调者病，三部九候皆相失者死。”

（4）治疗

中医的治疗方针，其基础建立于《内经》中的原则；仲景《伤寒杂病论》就是运用它的精神，后代医家都从它的原则蜕化出来；大约可分为五个方面：

①攻邪补虚——以攻去邪毒为主疗大法，另一方面又掌握着本身的体力。《素问·至真要大论》：“有余折之，不足补之”又说：“实者泻之，虚者补之”“有余”“实者”是指病邪之质，“折之”“泻之”是驱除病邪，乃根据发汗攻下等等之法而言；“不足”“虚者”是指正气之虚，“补之”是维护正气，支援体力，以增加抗病机能。这种攻补的尺度，要审核病机，衡量体力，所以《素问·五常政大论》说：“大毒治病，十去其六，常毒治病，十去其七，……无使过之，伤其正也。”

②逆从正反——热病治以寒药，寒病治以热药；药与病是相逆的，

所以叫作逆治。这是一般的正面疗法，所以又叫作“正治”。热病用热药来治疗，寒病用寒药来治疗，药与病是相类从的，所以叫作从治；一般说来，是反面的疗法，所以又叫作“反治”。如《素问·至真要大论》说：“逆者正治，从者反治。”病轻浅的大概用“逆之”的正治法，病深重的大概用“从之”的反治法，所以又说：“微者逆之，甚者从之。”这种方法很灵活的运用在临床方面。所以又说：“从多从少，观其事也。”

③标本缓急——《内经》中又指出治疗要审察病机的深浅，病期的前后，病体的虚实，病毒的盛衰，掌握缓急先后的治疗而定出标本的理论来。如《素问·标本病传论》：“有其在标而求之于标，有其在本而求之于本，有其在本而求之于标，有其在标而求之于本……”

④中外上下——在治疗方面《内经》中还指出中外上下的法则，如《素问·至真要大论》说：“病之中外何如？曰：‘从内之外而盛于外者，先调其内，而后治于外；从外之内而盛于内者，先治其外，而后调其内；中外不相及，则治主病’”这是说病由内藏而外类症状的主治在内，病由外感而创及内藏的，主治在外，由于这种复杂的病机，所以产生则标本缓急、和逆从正反的法则来。又如《素问·阴阳应象大论》说：“其高者因而越之，其下者引而竭之，中满者泻之于内。”《素问·五常政大论》说：“病在上取之下，病在下取之上，病在中，傍取之。”这些理论更是掌握着整体治疗法则。

⑤邪气胜复——《内经》论病，候把六气的淫邪来分类；论治疗以五味所胜来支配，定出许多治法，由此产生出后来方剂的君臣佐使的理论根据，如《真要大论》说：“风淫于内，治以辛凉……”“风淫所胜，不以辛凉……”说明邪气之所病，以五味胜复来控制的治疗原则。

（5）卫生

《内经》中关于摄生方面的记载很多，如《素问·上古天真论》：“虚邪贼风，避之有时，恬谵虚无，真气从之，精神内守，病安从来，是以志闲而少欲，心安而不怀，形劳而不倦，气从以顺，各从其欲，皆行所愿。……”这几句话说明善修养、慎寒暖、要劳动，都是养生的法则。又如《素问·四气调神论》：“春三月，此为发陈，天地俱生，万物以荣，夜卧早起，广步于庭，……此春气之应，养生之道也。……”是说明人体要适应时令的变换和周围的环境，也是卫生方面的理论。

（6）预防

合于养生的道理，就是合预防的原则，《内经》中特别指出预防的记载不多，《素问·四气调神论》：“圣人不治已病治未病，不治已乱治未乱，……夫病已成而后药之，乱已成而后治之，譬犹渴而穿井，门面槁难，不亦晚乎。”

（7）营养

《内经》中关于营养方面有几段记载，如《素问·六节藏象论》说：“天食人以气，地食人以五味，五气入鼻，存于心肺，上使五色修明，音声能彰，五味入口，存于肠胃，味有所存，以养五气，气和而生，津液相成，神乃自生。”《素问·五常政大论》说：“谷肉果叶，食养尽之，无使过之，伤其正也。”《素问·脏气法时论》说：“毒药攻邪，五谷为养，五果为助，五畜为益，五荣为充，气味合而服之，以补益正气。”从这几段的记载中，可见说古人对谷肉果叶的营养价值是很重视的。

（二）《难经》

1. 概述

《难经》也是祖国医学古典文献之一，后世把《内经》与《难经》两部书，并称《内》《难》。所谓“难”者，即问难之意。过去会有人认为它也是黄帝与岐伯问难对答论医德典籍，然据后人的考据，认为此书系战国时渤海人秦越人所作；一般学者认为这样的判断，尚不无一定的理由。

本书的特点，是把《内经》中的一些精要理论，提出八十一难，设为问答，辟多简奥。对于这部书，历代医家注释者不多，就是有几家注解，大多在考据上用些工夫，很少发挥，例如清代徐大椿执《内经》以释《难经》，成《难经经释》一书，也有独到之处。一般来说，《难经》一书不及《内经》评价之高。

它的色彩，与《内经》的体系相似；但有些地方，理论也不尽同于

《内经》。观其八十一章（即八十一难）的内容，大致可分为六个篇段。（当然，不是把书割裂开来看。不过据其内容，大致的分为几个中心问题罢了。）今略述于下：

第一篇、1～22 章，其中心在于论脉。第二篇、23～29 章，论经络。第三篇、30～47 章论脏腑。第四篇、48～61 章，论病。第五篇、62～68 章，论穴道。第六篇、69～81 章，论针法。

全书的重心在第一篇 1～29 章论脉的部分。这一点也是本书的特色。《史记·扁鹊仓公列传》说："……天下至今言脉者由扁鹊。"实际上本书所论经络脏腑等篇，大类《内经》文字，它的重心，的确是在论脉。虽然《难经》的论脉与《内经》的论脉有所出入的，但也可看作是《难经》作者独有的见解。且其论脉部分较为详细而集中，所以后世也把此书目为脉学的典籍。因此，这里仅将论脉的部分做一个简单的介绍，其余不封一概从略。

2. 脉学部分的基本内容

在这二十二章中，其论脉的中心理论体系，和《内经》相似，以阴阳虚实、五行相克、四时王休等作为论基础的，各章的主题如下：

第一章是讨论诊脉的部分，何以独取寸口。并论呼吸与至数的关系。

第二章讨论分为寸关尺三部而分阴阳。

第三章论脉象的太过与不及，"相乘""覆溢""关阁"之道；并认为"覆溢"之象为预后不良之征。

第四章的主要理论，是在"阴阳"理论体系概念之下来讨论脉象，并分一阴一阳，一阴二阳，一阴三阳等项目来推测病情。

第五章是论切脉法的轻重问题，原论分为三菽之重，六菽之重，九菽之重等等来测候病况。

第六章是论脉之"阴盛阳虚"与"阳盛阴虚"之理。

第七章是论"王脉"与"平脉"。"王脉"是说六经的正常脉，而其论据是结合四时王休的道理来讨论的。这是古人从生克王休之理推衍出来的理论。

第八章的中心，在于说明脉与"生气"的关系。此乃古人意想生命必有源泉。故认为寸口脉平而死者是生气独绝于内之故。

第九章则举脉之“迟”与“数”，以别知脏腑之为病。

第十章是论脉象的刚性与柔性，有所谓“一脉为十变之论”。

第十一章是论脉搏的歇止现象，从五十动一止的现象断为一藏无气。古人把这种歇止脉推想为吸不至肾之故。

第十二章所论的主题，乃是基于阴阳虚实等一些理论基础上而结合到五脏脉的联系关系。

第十三章是论脉搏与面色。它的中心理论，是据王休生克关系来立论的，故有“五脏各有声、色臭、味，当与寸口尺内相应……”等等之论，由此推演出“色胜脉”与“脉胜色”，“相胜”与“相生”的道理。

第十四章内容较多，可以分为五个部分：第一、作者首先把脉象分为“损”和“至”两种性状，是说明脉搏次数与呼吸次数的关系。其次，就谈到所谓脉象的“从上而下”与“从下而上”的分别。第二、论到损脉之为病。第三、论到治损之法，提出一些治疗方针的原则性问题。第四、提出损至脉的测候，并举一些病状，加以判别。第五、作者似乎做了一个总结性的论述，分为上下部而断预后。

第十五章的内容也比较多，可以分为六节：第一节、可以说是总纲，它提出了“四时王脉”应有的脉象，所谓“春弦、夏钩、秋毛、冬石”之论。第二节、论春脉。第三节、论夏脉。第四节、论秋脉。第五节、论冬脉。自第二节至第五节的论点，均以“正常”与“反常”为理论基础，所谓反常也者，是指“太过”与“不及”之谓，没有“太过”与“不及”之象是曰“平”。第六节、可以说是本章的总结，以“胃气为本”的道理而概括之。观其大意，似指脉象与外在环境季候变化等的影响关系。

第十六章的内容也相当多，大致可把它分为六部分来介绍：作者首先提出候脉法应与病的“内外症”相结合。所以在第二部分中是描写的肝脉时应有的候诊群，第三部分是描写的心脉时应有的症候群，第四部分描述得脾脉时应见的症候群，第五部分是描述的肺脉时应有的症候群。《难经》作者虽然没有像第十五章那样做出总结性的论述，但不难明白本章的重心，确是告诉我们侯脉的方法有很多种；但无论如何必须与症状相结合。

第十七章的内容较少，主要是说可凭切脉而卜预后，但在它的论证之中，仍旧是以“症状”与“脉象”相结合来讨论的。

第十八章的论分部候脉之意义，主要内容可分为三点：第一点、是讨论三部四经分上下法，但并未有分左右排位候脏腑之论。第二点、是讨论三部九候各何所主，虽然原文也谈到“法天”“法人”“法地”等说法，但其切脉法与《内经》所论不同。第三点、是举了“积气”与“痼疾”为例，论“脉不应病”与“病不应脉”的关系。

第十九章是论男脉与女脉有所不同。可分两部分来说：第一部分是说“脉有逆顺，男女有恒”。推断“男子尺脉恒弱，女子尺脉恒盛”，是正常的。第二部分就论到男女脉相反之为病。

第二十章的内容大体上可分为两部：一部分是论脉之“匿、伏”问题，所谓“阴阳更相乘更相伏”之论，第二部分是谈到“重阳、重阴”和“脱阳、脱阴”之症。

第二十一章的主旨，在于说明脉象变化的重要性。所以原文指出：“人形病脉不病曰生，脉病形不病曰死”。实质上是说有时可以见到有疾病的症状，而脉象上可能无变化。相反的，外表上没有什么病症，而脉象上有病。这种事实，并不太少见的。

第二十二章是讨论“是动”与“所生病”。实际上是讨论气与血之关系及其病理。所以在原文中说：“邪在气，气为是动；邪在血，血为所生病……故先为‘是动’后‘所生’也……”

（三）伤寒论

1. 概述

汉末张仲景著《伤寒卒病论》16卷，是古代流传下来最典型的一部方书，它包含着两个部分：《伤寒论》10卷，可以说是中医的传染病学；《卒病论》6卷（卒系杂字之讹），是中医的内科学旁及妇科外科等；这两书的体系不同，所以后人把它分开来，将伤寒部分名《伤寒论》，杂病部分名《金匮要略》，现在来谈《伤寒论》。

仲景是汉末建安年间（约142—210）人，他在中国医学史上最伟大的人物，但《后汉书》和《三国志》都没为他写传，清末陆九芝写《补后汉书张机传》传云：“张机字仲景，南阳涅阳人也，灵帝时举孝廉，……建安中官至长沙太守……学医于同郡张伯祖，尽得其传，……著论22篇，证外合397法113方。……凡治伤寒，未有能出其右者。其书本《素问》之旨，为诸方之祖，华佗读而善之，曰：‘此真活人书也。’……虽扁鹊仓公无以加之，时人为之语曰：‘医中圣人张仲景。’”

历代医家一致推崇仲景书，都致全力的钻研，注释的有百数十家，著名的有成无己、方有执、喻嘉言、柯韵伯、张志等。清代大医徐洄溪说：“医者之学问全在明伤寒之理，则万病皆通，故仲景书有二：《伤寒论》治时病之法也，《金匮要略》治杂病之法也，而《金匮要略》之方又半从《伤寒论》中来，则伤寒乃病中之第一症，而学医者之第一功夫也。”日本著名汉医丹波元简专辑中国历代医家注释《伤寒论》的精义成《伤寒论辑义》一书，加以评按，备极推崇，所以《伤寒论》在中医经典医籍中，毫无疑问位居第一。

2. 三点说明

（1）书名《伤寒论》，但不可认为就是讨论西医所谓伤寒症的专书，因为中医的“伤寒”二字，在古代是对热性病的通称，并不是某一疾病的专门病名，古人常把疾病的诱因，当作病原，所谓“人之伤于寒者则为热病”，意思是说，凡人受了风冷，就会患发热的病，认为一切发热的病，都是因受寒冷发生的，所以通称“伤寒”，因此“伤寒”二字，包括多种流行性热病而言，有类于现在的急性传染病。当然，不可能像现在的传染病学那样完备，但是远在2000年前，能总结了这样多的丰富经验，可称巨大的著作了。仲景根据《素问·热论》“夫热病者皆伤寒之类也。……”和《难经》“伤寒有五：有中风、有伤寒、有湿温、有热病、有温病”之意而定名为“伤寒”。《难经》伤寒有五，这句中的“伤寒”二字，是指广义的伤寒，其后文“有伤寒”句中的“伤寒”二字，是狭义的，《伤寒论》的伤寒二字是广义的伤寒。现在有些学者认《伤寒论》是治疗现代“肠热病”专书，也有的认为是“流行性感冒”的，因而看法各不同，实在是由于西学东来，翻译不正确而造成的错觉。我们不必在新旧名词上推敲，只要认识仲景《伤寒论》是讲热病的专书就是了。

（2）仲景以热病的病机复杂，变化多端，在临床实践中掌握了不同的症型，依着它的发展规律，加以整理，归纳成各种症候群，借用古代所流传的六经名词，定出六个提纲来，作创造性的论述。《内经》的六经是指经络而说的，《素问·热论篇》的“伤寒一日、太阳受之，……二日、阳明受之，……三日、少阳受之，……”之论，与《伤寒论》六七日为一候和传经的理论，其意义不同，不能相混。有人误认《伤寒论》所讲的传经，也是一日传一经，六日而遍传的，这种错误的发生，便是不明白《伤寒论》沿用《内经》的六经名词，而不袭用《内经》六经的实质的道理，我们必须认识这一点，才能无疑不惑的读《伤寒论》。

（3）《伤寒论》的六经名称，是仲景借用为疾病分类法，用来归纳病型的名词，不要看了“太阳病”“阳明病”等名词而感到古老、陈旧，实质上，这六个名词每一个都包含着一系列的症候群。而在每一类症候群里的各种症状间，都是密切关联着的。如“太阳病”的症候群，多半是描写一般热病的初期现象，而以呼吸系统的症状为主体，旁及其他脏腑的症状“阳明病”的症状，似乎是热病的高峰期，以壮热为主征，而以胃肠的症状为主体，同样地也涉及其他脏腑的症状。在“少阳病”的症候群中，就热型来讲，最突出的是寒热往来的出现，就病情的机转来讲，是“阳性症状”与“阴性症状”在相互转变过程中的一个阶段底现象。在“太阴病”的症候群中，虽然也以描写胃肠方面的症状为主体，但是症状中所表现的是“虚寒态”，与“阳明病”中的胃肠症状不同。“少阴病”是说整体的虚弱，表现在心脏及胃肠等各方面的阴性症候，而“厥阴病”的症候群，似乎是寒热错杂的病期，主要论述厥逆与肠胃方面有关的症状；倘以这样的观点来看“六经”，便不会感到费解了。

3. 六经形证

六经形证，是《伤寒论》全书的纲领，它是把症候分类而定出来的，后世认为这是江河不废的法则，仲景观察到热性病的症候虽错综复杂，但归纳起来，可分成六个类型，同时又运用素问的精神分析阳热、表实和阴寒、里虚，严格辨证，正确论治，后世治外感热病都是根据这个精神。

古人认为热病侵犯人体，多数是从肌肤，也有是从口鼻，一般是由表入里，基于这种病理观点，所以《伤寒论》把病位分为“表”“里”“半表里”三个阶层。把病在初期，抗病趋势向外向上的，以为病在“表”，叫作“太阳病”；把热病高峰期，病势结集在内的，以为病在“里”，叫作“少阳证”。这三种类型总名“三阳证”，认为是人体抗病强盛的时期。

就整体观点上来观察机体对于病邪作斗争的机转中，见到抗病力逊弱的现象，表现着“阴”“寒”“虚”的阴性证状，恰与“三阳证”成相反的局面，分析它的症状，区分为“少阴病”“太阴病”“厥阴病”三个类型，名曰“三阴证”。（厥阴寒热错杂不完全是阴、寒、虚方面）后人以对偶的方式来比拟三阳证，也划分“表”“里”“半表里”，这就显得呆板难通了。

《伤寒论》把病证区分为六个类型，是有它的客观事实的现象作为理论基础的，举热型为例，热病开始是发热的，随着病机的演变，表现不同的热型，仲景观察到热病开始时，发热与恶寒相偕，属之太阳；其后，但热不恶寒，属之阳明；热寒往来，属之少阳；无热或厥逆，属之阴证。更把脉象举例来说，脉搏是观察心力强弱和体力盛衰的标志之一，他据性状以区分类型，把脉浮属之太阳，脉弦属之少阳，脉洪、大、属之阳明，脉微弱属之三阴。更以证状举例来说，把头项强痛，身体疼痛等证属之太阳，把胸胁苦满等证属之少阳，胃家实属之阳明，下利清谷、腹满、身倦、但欲寐等等，属之少阴。这种归纳统属的方法并不是呆板的，不是孤立的，而常常是把有关的见证相互比类，考核整体情况，多方面联系，然后分析病机，正确地归入那一类型中去。

4. 辨证论治

仲景从实践中积累了不少经验，同时运用前人的验方，他掌握了阴阳、表里、寒热、虚实的法则，根据机体对于疾病机转中所出现的各种形证，在错综而复杂的关系里，朴实的以症状为依据，进行反复细致的辨证诊断，从而确定治疗的方针，凭证凭脉，定出了许多治病规律。它的治病法则，大要分汗、吐、下、清、温以及针灸诸法，而使用这些方法，必须是站在整体观点基础上施行的综合性法则，分析起来大概包括四个基本原则：

第一，注意机体的全身症状。

第二，利用机体抗病的本能。

第三，直接排除或消灭致病因子。

第四，扶持机体抗病力量。

在进行治疗时，又针对症候发展过程中所出现的某种证状，再衡量病机，掌握时机而施以必要对症治疗，因此我们体味到基于上述四项基本原则下，大致上可归纳为下列五种具体措施：

（1）常规措施

如太阳病，头痛，发热，身疼，腰痛，骨节疼痛，恶风无汗而喘者，麻黄汤主之。

如伤寒六七日，目中不了了，睛不和，无表里证，大便难，身微热者，此为实也，急下之，宜大承气汤。

（2）禁忌措施

如淋家，疮家，亡血家不可发汗诸条。

如脉浮紧者，法当身疼痛，宜以汗解之，假令尺中迟者，不可发汗。

如太阳病，外证未解不可下也，下之为逆……

（3）特殊措施

如伤寒，脉浮缓，身不疼，但重，乍有轻时，无少阴证者，大青龙汤发之。

如发汗后恶寒者，虚故也；不恶寒但热者，实也，当利胃气，与调胃承气汤。

（4）救逆措施

如太阳病，外证未除，而数下之，遂协热而利，利下不止，心下痞硬，表里不解者，桂枝人参汤主之。

如伤寒医下之，续得下利清谷不止，身疼痛者，急当救里，后身疼痛，清便自调者，急当救表，救里宜四逆汤，救表宜桂枝炀。

（5）对合并症的措施

如太阳与少阳合病，自下利者与黄芩汤，若呕者，黄芩加半夏生姜汤主之。

如二阳并病，太阳证罢，但潮热，乎足濈然汗出，大便难而谵语者，下之则愈，宜大承气汤。

上面所提出的五类具体措施，还是不够全面的，因为在《伤寒论》中有关施治的法则，说得很详细而周密，反复地说明怎样的证状用汗法、用下法等等，怎的证状不可汗不可下等等，明白地一一举出条文；更审辨发汗攻下和补虚、泻实，指出缓急轻重先后的治疗方法；又关于汗下倒施，造成病机的混乱，指出补救的方法，或者汗下失当，造成病机的严重，也指出救逆的方法，不尚空谈，实事求是，所以二千年来为医者所奉为治病的圭臬。

5. 凭证辨脉

《伤寒论》论脉搏，也是很切实而具体的，它的主要精神造（凭证辨脉）（以脉合证），从各条条文中，可以看出先是详言证状，其次再谈脉搏，再其次才讲到方药，例如太阳篇中，指出病在表，病在外，在表无汗，曰脉“浮紧”，在表有汗，曰脉“浮缓”；“促”是太阳病下之后胸满见之。脉“洪大”，因大汗出后，大烦渴转属阳明见之。他说脉“微弱”，连接“汗出恶风者”句。凡是讲到脉搏，必定同时说到证状。但是论中有很多条文先言脉，后言证，或者单纯言脉，如“脉浮而芤，浮为阳，芤为阴，浮芤相搏……”“趺阳脉浮而涩，浮则胃气强，涩则小便数。”“伤寒阳脉涩，阴脉弦，法当腹中急痛。”一类条文，日本人山田以为是王叔和羼人的，不是仲景原文，这个看法是正确的。

脉搏是审辨病证的阴阳、表里、虚实、寒热的一种诊断方法，更重要的是诊断心脏、血液循环与疾病的关系，仲景在这一点上加倍致力的描写，举“微”脉为例，仲景很明确的观察到心力衰弱与疾病的关系，用表来说明它：

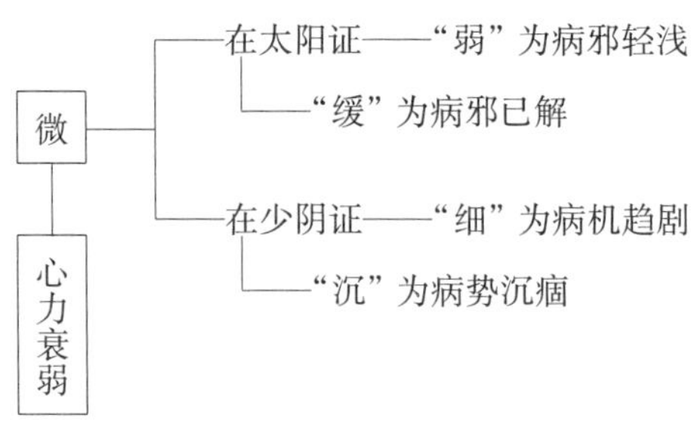

微脉表示心力因抗病而衰竭，假使病邪不厉害，则微而兼弱，弱为邪机亦衰之表示，如《伤寒论》27 条说：“太阳病，发热恶寒，热多寒少，脉微弱者，此无阳也，不可发汗，宜桂枝二越婢一汤；38 条说：太阳中风，脉浮紧，发热恶寒，身疼痛，不汗出而烦燥者，大青龙汤主之，若脉微弱，汗出恶风者不可服。……”都是说心力已见衰弱现象，病邪亦微，不须重剂了。

若微而兼缓，缓者和缓之意，微而缓表示心力因抗病而衰竭，同时病邪也去了，如 23 条说：“太阳病，得之八九日如疟状，发热恶寒，热多寒少，其人不呕，清便欲自可，一日二三度发，脉微缓者，为欲愈也”盖病邪既除，心力抗病已完成任务，慢慢松懈，目的要休息，以恢复他的疲劳，所以脉不见弦紧数疾，而见微缓的搏动，同时也无其他症状，所以 37 条说：“太阳病十日以去，脉浮细而嗜卧者外已解也……。”

这是讲的脉微在太阳病期，兼见“弱”兼见“缓”同时没有严重的症状，或者竟没有症状，若脉微而兼“沉”、兼“细”那就足严重的少阴证了。

少阴症是心力衰竭，全身机能衰弱，整个体力大疲的病候，281 条说：“少阴之为病，脉微细，但欲寐也。”60 条说：“下之后，复发汗，必振寒，脉微细，所以然者，以内外俱虚故也。”161 条说：“下之后，复发汗，昼日烦躁不得眠，夜而安静，不呕不渴，无表证，脉沉微，身无大热者，干姜附子汤主之。”300 条说：“少阴病，脉微细沉，但欲卧，汗出不烦，自欲吐，至五六日，自利，复烦躁不得卧者，死。”

这许多条文说明由于心力抗病不胜，或由误下误汗而衰其心力，脉见“微细”“沉微”，更进而“微细沉”，同时他的症状是“恶寒”“振寒”“下利”“蜷卧”以及“但欲寐”等等，说明病势趋剧，病机沉痼了。

6. 掌握六经形证为运用方药的指征

仲景从临床上细致的观察到热性病症的演变，是随着机体的强弱和周围环境的变化而转变的，既定出了六个类塑，他的辨证更包括诊断学的八纲——阴阳、表里、寒热、虚实，他的论治包括了治疗学的七法——汗、吐、下、和、温、清、补，以帮助人体对疾病作斗争的战略。六经症候群的掌握，是仲景治热性病运用方药的指征。这里约略说明一下：

（1）太阳病：为病势趋向在躯表，正气抗病初期病型。它的证候群是：发热恶寒，头痛身疼等等。脉紧无汗的为表实，宜麻黄汤发汗，脉缓有汗的为表虚，宜桂枝汤，还有其他的随证疗法，救逆等法，总之，是助机体抗病能力，驱除病邪，以发汗而解为方针。

（2）阳明病：为病势趋向在里，抗病力最旺盛时期的病型。它的证候群是：发热不恶寒反恶热，自汗等等。这中间分出两系来，壮热、汗多、烦渴的为阳明府证，宜白虎汤清热消炎，高热、神昏、谵语，腹痛便秘的为阳明府证，它三承气汤从肠胃道排除有害因子，其他有肝、胆炎证的，有膀胱炎证的，都连带指出治方。

（3）少阳病：为病机不属表也不属里，正气抗病力见低昂状态，在太阳阳明间持续的病型。它的症候群是：往来寒热，胸胁苦满，口苦、咽干目眩等等。病不在表，故不宜汗，又不在里，亦不宜下；所以取和解法的小柴胡汤，其他更斟酌于病势的机转，指出应变适宜的治疗。

（4）太阴病：为肠胃机能衰弱，属局部虚寒，抗病力衰退的病型。它的证候群是：腹满而吐，食不下，自利，时腹时痛等等，取兴奋机能和温运中宫的方法，如理中汤等，更衡量到虚寒的程度和虚实错杂的情况，而指出治疗方法。

（5）少阴病：为全身证状虚寒，心脏衰弱，抗病力薄弱的病型。它的证候群是：脉微细，但欲寐，振寒，身蜷，自利，手足逆冷等等；治法造振奋机能，增强心力，宜附子汤，四逆汤辈，更衡通病机的深浅，指出种种挽救危亡的方法。

（6）厥阴病：为寒热错杂，邪正搏斗，机体生理紊乱的病型。它的证候群是：消渴，气上撞心，心中疼热，——热证状；下利清谷，脉沉迟，手足厥冷——寒证状；治疗方法也根据寒热虚实灵活的运用。

（四）《金匮要略》

1. 概论

自从前人把《伤寒卒病论》分为《伤寒论》和《金匮要略》二部之后,《金匮要略》即被认为论杂病的专书。它的条文次序，虽然不像《伤寒论》那样的整齐，但是把各种疾病，分章扼要的来讨论，里面包括了不少有价值的方剂，眉目是十分清晰的。

历代疏注本书的人也不少，如徐彬的《金匮要略论注》程林的《金匮要略直解》沈明宗《金匮要略编注》，魏荔彤《金匮要略本义》，尤怡《金匮要略心典》等。其他还有日本丹波元简著的《金匮玉函要略辑义》，是依徐镕《金匮要略》原本逯列历代诸家注释，作者并加以按语而成，所以名曰“辑义”。一般来说，学习中医者，大多看过尤怡的《金匮要略心典》，至于丹波氏的《金匮玉函要略辑义》及其他诸家的疏注，不很普遍，其实也很有参考的价值。

本书的编次，据宋林亿等校本说：“断自杂病以下，终于饮食忌宜，凡五十二篇，除重复，合二百六十二方，勒成上中下三卷……”丹波氏的《金匮玉函要略辑义》，也足 52 篇，但分为 6 卷，尤怡的《金匮要略心典》，断自脏腑经络以下，终于妇人杂病，共 22 篇，少去杂疗方、禽兽鱼虫及果实叶壳药忌病治 3 篇，但仍分为上中下 3 卷。篇目排列的次序，两书并无不同。现在把它的内容扼要介绍于下：

2. 内容摘要

在介绍内容之中，涉及理论方面的问题，我们不疑作主观的论断，因为本文的目的，在激起大家研究的热情，对祖国医学能格外的重视与发掘，由此而得以提高与发扬。

第 1 篇：主要是谈些有关病理等方面的基本原则，开首便说“上工治未病”，就指出应以预防为主。其次谈病因，如：“……夫人禀五常，因风气而生长，风气虽能生万物亦能害万物……”又：“千般疢难，不越三条……为内所因也……为外皮肤所中也……”实为后世《三因论》的张本，即现代医学论及病因学的基本原则问题，与这种概念的逐步发展与充实，有着通共之处。

再次，就论到许多诊法，如望色、闻声、观察病人的特殊征兆，切脉等，可以说是一段《诊法纲领》，其后更论到施治原则；例如：“夫病对痼疾，加以卒病，当先治其卒病……”等等。

所以这一篇的标题是“脏腑经络先后病脉证”，它的内容，实在是“病理”“诊法”“疗法”等方面的一段总论。我们认为这一篇可以独立成为一卷。

第 2 篇：讨论痓、湿、暍三种病。

论痓的有 10 条 3 方，凭证状分“刚”“柔”。主要是描写角弓反张现象，例如：“痓病有灸疮，为难治”一条，有些人认为可能是破伤风。

论湿的有 11 条，其中有“湿痹”“身色熏黄”“一身尽疼”“骨节掣痛”“不能屈伸”。很像现代医学所说的风湿性关节炎，并且描写到气喘的症状，很可能与心脏有关。

暍病，实在是物理的中暑症。

第 3 篇：也是讨论三种病：①百合病②狐惑③阴阳毒，讨论百合病的有 9 条，首条讨论最详，所举出的 7 张方剂里，除瓜蒌牡蛎散外，余方都以百合为主药，根据所描写的症状，如：“……如寒无寒，如热无热……如有神灵者……”等等，很像歇斯底里症，总属于神经症状、有人认为是脑炎类疾病，故难下定论。

论狐惑病仅有两条，叙述过于简略，很难论断，它所用的甘草泻心汤、苦参汤、雄黄熏法等方法，大都是解毒杀虫之意，在这一方面或者可以揣度出一些道理来。

次论阴毒与阳毒，文亦仅二条，据原文“五日可治，七日不可治”语，可见这病进行相当迅速，究属何病，也难定论。

第 4 篇：是论疟的专章，写述疟疾的症状多很具体，如“久疟不愈成为疟母”等，尤其蜀漆散一方，是很有价值的地力。

第 5 篇：论中风与历节两病。描写中风症状的，如“……半身不遂，或但臂不遂……”“……正气引邪，蜗僻不遂……”等；与现在所说的脑溢血症状有类似的地方。说到历节病的主症是“历节痛，黄汗出……”“诸肢节疼痛，身体尪羸……”“……不可屈伸疼痛……”、认为是湿流关节所致。与第二篇里论“湿”的症状，有类似的地方。

第 6 篇：论血痹与虚劳。谈到血痹的有二条，原文有“血痹、阴阳俱微……外证身体不仁，如风痹状……”可见它认为本病与风痹有别，所以说如“风痹”状，实非“风痹”。

论劳的有 10 条，内中包括不少病，如第 2 条的亡血症状，第 4 条的性神经衰弱症状，第 5 条的“马刀挟瘿”，当是结核症。第 8 条的一般性虚弱，第 9 条的神经衰弱等，甚为复杂。所列各方，如酸枣仁汤，薯蓣丸、八味肾气丸、小建中汤、黄芪桂枝五物汤等，都很有价值，足供研究。

第 7 篇：论肺痿肺痈、咳嗽上气。开首即谈肺痿与肺痈的鉴别诊断，描写肺痈的症状，很像脓胸。并指出：“……脓成即死……”其次讨论咳逆上气等，描写的症状很多，如：“喘，不得卧……”“火逆上气，咽喉不利……”“……其人喘、目如脱状……”“喉中水鸡声……”等等。列方也不少，是很丰富的研究资料。

第 8 篇：论奔豚病，所述症状中有“……气从少腹上冲咽喉，发作欲死，复还止……”等，可以想象是一种急性发作阵发性的疾病。

第 9 篇：论胸痹心痛短气，主要症状是心中痞气，胁下逆抢心，短气、喘息、心悬痛等。标题虽分列胸痹、心痛、短气三项，但讨论时，往往并在一起来谈的，如：“胸痹不得卧，心痛彻背……”“胸痹，心中痞气……”“胸痹，胸中气寒，短气……”据本篇第三条：“胸痹之病，喘息，咳唾，胸背痛，短气……”之文，不难想象“胸痹”二字，实指喘息咳唾胸背痛短气等一系列的呼吸或涉及循环系病变底症候群。

第 10 篇：是论腹满寒疝与宿食，描写的症状，大多属于胃肠系疾病，有用温药，有用下药，有用吐药，如承气汤、赤丸、附子粳米汤、乌头桂枝汤、瓜蒂散等，应该怎样掌握使用，足很有分寸的。

第 11 篇：论五脏风寒积聚。这篇内容较多，大致可分两方面：①以“风”“寒”为主因而描写肺、肝、心、脾、肾五脏为病的症状。其后又提到三焦之说，如：“热在上焦者，因咳为肺痿……”②沦积聚的共 2 条，主要是把“积”“聚”“谷气”三种症状的鉴别说明一下。

第 12 篇：是论痰饮咳嗽。内容很多，共 30 条，首论饮有四种：“……有痰饮，又悬饮，有溢饮，有支饮，”其次即论四饮的鉴别诊断。再次论“饮”的一般症状，也有不少地方论到预后方面，对于处置方法是多种多样的，有利尿法，有逐水法，有豁痰及发汗法，如大小青龙汤，木防己，葶苈大枣泻肺汤，十枣汤等。它描写的胸痛，喘息、心下痞、膈间有水等症状，现在有些人认为可能是渗出性胸膜炎。从 24 条“咳逆倚息不得卧……”起到 28 条“水去呕止……”很像是一个医案。也可能是仲景指示后人处理本病的一般原则。

第 13 篇：论消渴小便不利和淋病，原文并没有所谓上消中消下消之论；提到小便不利的，有四条，提到淋病的有二条，主症仅谈到“……小便如粟状，少腹弦急，痛引脐中”又说：“……不可发汗，发汗则便血”。因此，至少我们可以理解是尿道或膀胱炎。

第 14 篇：是论水气病的专章，全篇共 28 条，以全身水肿的症状为主。开首便分为风水、皮水、正水、石水、黄汗等五种。它所说到的诊断方法，非常切实，如：“视人之目窠上微肿，如蚕新卧起状，其颈脉动……按其手足上陷而不起……”很可能是心脏性水肿，又如：“……一身面目黄肿，其脉沉，小便不利……”则与肝脏病变有关。谈到治疗大法，主张“……腰以下肿当利小便，腰以上肿当发汗”

第 15 篇：是论黄疸的专章。首论黄疸的主征，如：“……四肢苦烦，脾色必黄……”次则分述“谷疸”“女劳疸”“酒疸”“黑疸”等，并述及治法。如："诸家黄，但利其小便，假令脉浮，当以汗解之……"谈到预后探测方面的，如"……疸而渴者……难治，……不渴者……可治……"等。所列诸方中，如茵陈蒿汤，茵陈五苓散，大黄硝石汤等，均很有价值。

第16篇：是论惊悸吐衄下血、胸满瘀血等症，根据它所描写的情况，"惊悸"似指"心悸怔忡"而言，叶衄下血，大多是胃肠道出血症状。所举各方中，如治心下悸的半夏麻黄丸，治吐血不止的柏叶汤，治下血症属于"远血"的黄土汤，治属于"近血"的赤豆当归散等，后世多宗之。

第17篇：论呕吐，哕，下利、三症，大抵是胃肠病。凡41条。提及哕的症状的不多，仅四条，而描写不详，据沈明宗注："哕者俗谓呃也"，其余均论下利与呕吐，尤其对于下利部分，论之更详，如主治下利便脓血的桃花汤，主治热利下重的白头翁汤，都是很有价值的效方。

第18篇：论疮痈、肠痈、浸淫疮，是外科疾病，所说的肠痈，有不少人认为是阑尾脓肿，方剂方而，如治浸淫疮以黄连一味为粉外用。薏苡附子败酱散及大黄牡丹汤治肠痈，都是很好的研究资料。

第19篇：内容不多，仅有7条4方，但所论的病有趺扑、手指臂肿、转筋、狐疝、蛔虫等五种。描写可惜过简，如甘草粉蜜汤及乌梅丸均为杀虫的良方。

第20篇：是讨论妇人在妊娠期间的疾病，凡11条。首言妊娠的早期症状诊断。次即条述各病，有征痼、漏下、半产、胞阻等，其他有关于妊娠期间的病理症状的，如妊娠呕吐、妊娠小便不利，妊娠腹疼痛等。

第21篇：论产后诸病，首先提出新产妇人常有的疾病，它认为有三种：就是痉、郁冒、大便难。并述及所以常易发生此三种病的道理，其后提到产后腹痛、腹中有瘀血，产后恶露不净、产后中风，产后下利等症。

第22篇：论妇人杂病，凡22条，包括的病症确实很多。

因多种热病而与月经有关的，如中风热入血室症、伤寒热入血室症；神经症状特别明显的，如妇人脏躁症。关于月经病方面，论述较多，如：经水断绝闭，陷经，漏下，经候不匀，经水不利等，关于阴户局部病变的，有阴中寒，阴中生疮，阴吹而正喧等。所举各方，如狼牙汤、蛇床子散、红篮花酒、矾石丸、抵当汤、甘麦大枣汤、温经汤、均是很有价值的方剂。

第23篇：是杂疗方，有不少是属急救方面的。24和25二篇，足谈饮食忌宜方面，可供研究参考的资料。

——《上海中医药杂志》1955年第11期第28～33页

《上海中医药杂志》1956年第3期第16～20页

恽铁樵先生的学术经验介绍

恽铁樵先生（1878—1935），名树钰，江苏武进人，问业于伤寒名家汪莲石先生，中年以后，始操医业。著有《群经见智录》《伤寒论研究》《脉学发微》《温病明理》等书共22种。

先生对《内经》《伤寒论》等古典医学著作，钻研颇深。生平重视实践，不尚空谈，主张理论联系实际。在对待祖国医学遗产态度上，主张在继承的基础上，有批判的接受，并不断吸收新知，充实提高。其所论著，不抄袭古代成说，不固于前人旧框，通过实践，敢于提出自己的看法。这里仅就恽氏对伤寒、温病的学术理论和实践经验，作择要介绍，内容是不完整的，希望大家多多提出指教和批评。

（一）对伤寒和温病的发挥

恽氏认为一般热病（包括伤寒、温病）虽千变万化，统言之，则不外内经“阴胜则寒”“阳胜则热”“阳虚则寒”“阴虚则热”四种情况。阴胜则寒是麻桂证，阳胜则热是白虎证，阳虚则寒是附子证，而独阴虚则热，在临床表现和治疗方法上则均较复杂，可以归纳为下列三种：其一，伤寒末传，舌苔干枯，呈赭石色，形如荔枝壳，肌肤津润，神情不安，或者叉手自冒，此即所谓阴躁，其脉硬而数，为真寒假热，当用大剂温药，阳回则阴自复，是即所谓从治，虽舌色干枯，得温反润，脉硬者亦得转和。方用炙甘草汤、附子地黄汤之类。脉硬、阴躁，舌苔枯如荔枝壳（有微甚之辨，全在阅历），为必具条件；其二，不限定伤寒，当见有肌肤干燥，或自汗盗汗，神情不安，舌干绛如镜面，此时既不可温，亦不可寒，寒则躁愈甚，温则伤阴动血，治以东垣甘温除大热法；其三，暑温证末传，阴虚而热，当予甘凉，此时以白痦为标准，未见白痦先，手掌、手指肌肤，必见干燥。

恽氏认为《伤寒论》一百十三方，约之，仅得汗、吐、下、温、清、和、补七法，而七法更约之，则仅得两法：其一，使其经不传；其二，使其病传入阳明。阳明无死证，因为病到阳明，少有变化，经证，清之以白虎，腑证，下之以承气，病无不愈。因之，使病传阳明，是治疗伤寒的一个主要关键，伤寒三阳中，以太阳证，阳明证为重心，三阴中，以少阴证为重心。大抵初病阳经，治之不难，苟不误药，不致变阴，所难治者，厥为阴证，而证之阴阳，又易误认。病人见证，总有目赤、舌焦、哑唇、咬牙，若其脉迟缓沉软，又见肌肤津润，或郑声、踡卧、额凉、肢寒者，切不可误为阳证，盖阴阳并见，当以阴证为重。此外，阳证出汗，肌肤必热，阴证出汗，肌肤则凉；阳证厥冷，初现指尖凉，其人王部（鼻准两旁谓之人王）必隐青，其面赤而亮，阴证四逆，其肢凉，不限于指尖，初不面赤，戴阳乃赤，其人王部必不隐青，而头必汗出，热厥指尖凉，阴证手背近腕处肌肤凉。以上均为阴证、阳证的辨证要点。

阴证治疗重在温肾回阳，附子为其主药，取其得辛温而化燥，使病传阳明，成为可清可下之证。然附子之运用，限于脉不乱，面不肿，气不急，头汗未至发润之时。四证有其一，即属难治，有其二，便属不治。

阴证之伴有自利完谷，杂以黑水者，俗名漏底伤寒，可急用附子钱半至三钱，药后约一二小时，全身转和，小溲奇长，胃转和，漏即止，可得酣睡，其后渐见舌干、恶热、面赤、谵语、数曰乃至十余日不大便。漏底之阴证，一变而为府实之阳证，是皆附子之效。

恽氏认为《伤寒论》之“太阳病，或已发热，或未发热，必恶寒”与“风温为病，脉阴阳俱浮，身灼热”二条，便是伤寒与温病的明显分别。他将温病分作两系：一是伤寒系之温病，此有“时”与“地”的分别。以“时令”来说，若在春天气候温暖节令，或虽在冬天而有非时的淫暖而病热的，必为温病。以“地区”言，则凡在山岭高原之热病，多属伤寒，近海岸平原地区之热病，多属湿温；二是非伤寒系之温病，系指夏令的暑温、湿温。因而在治疗方法上也分别对待。对伤寒与伤寒系之温病，多宗仲景法；对非伤寒系之温病，多取金元以后各家法，叶派方剂，亦多采用。

根据恽氏的经验，伤寒与伤寒系之温病的辨证关键，在于唇舌的白润与干绛。无论有汗无汗，恶寒或不恶寒，凡见唇舌干绛发热而渴者，即为伤寒系之温病，他认为凡伤寒论中用辛凉而不参热药之方剂，皆可以治此种温病。例如伤寒烦躁，无汗而喘者，用麻杏石甘汤，如用以治麻疹、喉症之有相同证候者，亦颇应手奏效。

非伤寒系之温病，指的是夏令之暑温与湿温。夏气通于心，病则心气当之，心之府为小肠，经言心邪从小肠而泻，故夏之暑温治以利小便为主。他指出夏至后暑温，证见发热弛张，汗多，溲短赤，当以甘露消毒丹、六一散、银花、连召、白薇、淡芩、牡蛎、薄荷等药。暑温末传，见手掌肌肤干燥，将见白痦，则当以甘凉之石斛一类药以养阴，麻、桂、荆、葛、防风、葱白概皆列为禁忌。暑温如见壮热无汗，病似伤寒，则当用香薷，得汗便愈。得汗之后，即当注意利小便。湿温常见于六、七月之交，湿为黏腻阴邪，治疗比较困难。证见发热不甚高，弛张不易退，形寒，烦躁、渴饮、胸脘痞闷、肌肤津润，脉缓软、苦苔白腻、舌面润、口有淡味或甜味。恽氏宗河间法，常用茅术白虎汤加减，湿胜者用防己；胸痞闷用川连、厚朴；闷甚而寒化者加吴萸；汗多肤凉，口中和而恶寒者用桂枝、附子；见有脚肿身重者，必加附子。但桂、附不得多用，中病即止，唇燥者，桂附当列为禁忌。

（二）治疗经验举例

1. 麻疹

麻疹的治疗，初期宣肺疏表，中期解肌透疹，后期养阴清化。麻疹疹点以稠密布于面部，尤以两颊及鼻准人王部畅透红润为顺、为轻；疹出不显，或现而复没，乃邪热内陷为逆、为重。顺证治疗重在因势利导，助其透外；逆证治疗重在拨乱反正，使邪由内达表。

麻疹初期，逆证有三：其一，气急鼻煽，乃毒邪蕴肺，当以发表疏散为治，无汗用麻黄，有汗用荆芥、防风、葛根，佐以杏仁、象贝、桑叶、橘红以宣肺化痰；其二，面白唇青，邪热内攻，正虚邪实，治法仍从表解，无汗用麻黄，有汗用葛根，唇红加黄芩，口渴、汗多、烦躁加石膏；其三，大便泄泻，热邪内陷，热泻者，舌色必红绛而干糙，粪臭甚而带老黄色，以葛根为主，若系寒泻，以炮姜为主，佐以葛根透表，最好加柴胡，既能解肌退热，又能升举下陷。

综合恽氏对麻疹的用药，主要为麻黄、葛根、柴胡、炮姜（寒泻用之）四味，清热以黄芩、黄连、石膏、竹叶；宣肺以杏仁、象贝、川贝、桑叶、橘红；溲少泄泻用赤苓、猪苓、通草、泽泻、车前、六一散，其次，较常用的有：发汗用荆芥、防风、葱白、豆豉；透发用西河柳、茅根；止泻用扁豆衣、芡实；清热用栀子、连召、蝉蜕、元参、花粉；清咽用大力子、马勃；化痰用地枯萝、莱菔子、冬瓜子等。此外，他常用无价散治疹透不出的危逆证候，每次用一分、半分之间；芫荽汤外熨人王部，亦有同样稳妥的疗效。

恽氏认为石斛是甘凉养阴药，温病末传，津液受劫者，用之最当。麻疹初期，重在透表，切忌甘凉遏抑，石斛断不可用，即阳明热盛而致口舌舌燥者，辙热律自复，当以清热透表为主，石斛仍当禁用。

2. 急惊风

恽氏认为小儿一般急惊，系内因于食积，外因于风寒及惊恐而得。在其发作之前，可以从患者唇舌、手指、眼睛及人王部的色候观察出来。惊风前兆症状，由浅入深，可以归纳为下列四种：其一，唇常动，舌尖常舐唇，唇舌千绛，面色青，手指冷，啼哭无泪，目光异常；其二，手握有力，作握拳状；其三，眼白发红，有红筋出现于巩膜；其四，人王部隐青色，且往往与指尖冷同时并见。在惊风前兆期中，急宜发汗解肌，清热凉血，用葛根芩连之属合薄荷、蓝根、生地，无汗的，亦可用麻黄。

若进而证见面清或赤，唇燥，指尖凉，手指瞤动，握拳有力，目光转动不灵，多啼或迷睡，寐中惊跳，泄泻青粪，为惊风将作之候，可以前述方中加酒炒龙胆二三分以泻肝胆之热，与归身、生地等养血药同用，无汗者亦不忌麻黄。若惊风已成，恽氏主张以熄风定痉之虫类药如僵蚕、蕲蛇、全蝎、蜈蚣等为主药，但指出，这些药物只能用于惊风已成之后。虫类药中以蜈蚣性最猛悍，全蝎次之。有用全蝎不能制止之惊，用蜈蚣则多可制止。惊风以噤口为最酷烈，非蜈蚣不能收效，至于寻常抽搐，全蝎均能制之。但虫类治惊，有燥血之弊，故用治惊风，中病即止，不可多用，且常须配合当归、生地等养血药物同用，所谓“治风必养血”，都是经验之谈。

由于风寒、食积所导致的一般惊风，宜以解表清热合消导并用，故麻、葛不妨用，但大黄、芒硝不可轻投，羚羊尤所禁忌，盖峻剂攻下，须防内陷，羚羊泻肝，但易诛伐正气，用后抽搐虽止，但病儿易致迷睡无神，遗证迭出。

恽氏晚年，做罗氏牛黄丸自制“安脑丸”一方，配合汤方合用，试之，屡有卓效。例如：

（1）一般小儿发热，有惊风前兆，未成惊者，以退热为主，证见唇红而干，舌色干绛，有汗，手微凉，鼻旁青色者，葛根芩连汤加龙胆安脑丸主之，处方如下：

葛根一钱　黄芩一钱　川连三分　龙胆草二分　安脑丸一粒，化服

（2）小儿发热，见惊风抽搐者，或虽不发热而目光有异征，神气不敏活者，虽未见抽搐，亦须按惊风已成者治之，处方如下：

炙蝎尾一分，研末冲　天麻一钱　防风八分　知母一钱　独活六分　归身三钱　薄荷一钱　龙胆草三分　安脑丸三小粒，化服

（3）发热，神昏，抽搐，角弓反张，后脑酸，西医诊断为流行性脑脊髓膜炎者，处方如下：

乌犀尖三分　蝎尾二分，炙研冲　薄荷一钱　鲜生地三钱　防风一钱　独活一钱　川连三分　龙胆草炒五分　安脑丸三粒，化服

病重者须连服四五剂，在第一剂中可加羚羊二分。

附安脑丸方：

金钱白花蛇六条　全蝎三钱　白附子一钱半　生川乌二钱　天麻三钱　明雄二两　薄荷三钱　梅片三钱　独活五钱　麻黄二两　犀黄一钱半　麝香一钱

上药用陈酒熬膏，制丸如绿豆大（如无金钱白花蛇，真蕲蛇可代用，真蕲蛇约须六钱），一般常用1～3粒，汤药化服。

——《中医杂志》1961年第5期第6～8页

学习各家学说

在祖国医学的长期发展过程中，有很多医学家，穷毕生之力，积累了丰富的临床经验而发为论著，创造性地对某些方面提出了卓见，成为一家之言，对整个医学的发展，是有很大贡献的。

北宋末叶，各家纷起，众所周知，如后世所称的刘完素、张子和、李东垣、朱丹溪诸家，分别以寒凉、攻邪、补土、滋阴等法称著。我们如仅知其梗概，或个别了解一些他们的学术理论、医疗治则等，显然是不够的，必须以历史唯物观点来进行研究，明白他们学说的渊源及其对后世的影响，深切地理解他们的实际内容，然后加以综合而融会贯通之，才能深广理论知识，实际应用于临床，提高医疗质量。本文仅就历史上著名者数家，略述其梗概，并提出一些看法。

（一）历代医家学术思想的渊源和发展

春秋战国时期，诸子蜂起，百家争鸣，《内经》之书，大约成于这期间，为中医学术理论和治疗原则的唯一经典之作。东汉末期，张仲景通过实践，发展了《内经》的理论，著成《伤寒杂病论》，创造性地阐发了辨证的理法及施治的方药，为后世所宗。这两部经典著作，为中医学奠定了基础。以后，自魏晋至唐宋，医学家们都在这两部书的基础上一脉相承地发展着，尚无明显的派系可言。金元医家，更在理论研究与临床实践的经历中，突出观点，发为不同的论说，由是学派始著。下逮明清，更从金元各家的理论上，再加发展和补充，但其学术渊源，总是建筑在《内经》和《伤寒论》的理论基础之上的。

由于各家学说的不同而形成派别，其所以彰于金元者，是有其一定根源的。他们在医疗上理论联系实际，打破墨守成规的积习，敢于创造新论。如北宋期间，盛行陈师文、裴宗元奉敕撰定的《太平惠民和剂局方》用药多偏于温燥，有很多医家虽然看到它的偏弊，却谁也没有起来驳正，直到河间、刘完素，才明白地评论其失。

刘完素，后世称他为寒凉派的代表。他的学术理论，是继承了《内经》的运气学说而加以发展，同时他又批判世俗误解运气之谬，因而正确地应用运气学说于医疗实践中，认为五运六气是医学上的根本问题。他作《素问玄机原病式》《素问病机保命集》，就是根据《素问·至真要大论》详言五运六气盛衰胜复之理，以病机十九条附于篇，阐明六气都从火化，作为主用寒凉之张本；著《宣明论方》，制订双解、通圣、天水、凉膈等辛凉之剂，以及尝用黄连解毒等方法，补充了对急性热病之方治，为明清温病学派开辟了途径。他说："不遵仲景法桂枝麻黄发表之药，非余自炫，此一时彼一时也。五运六气有所更，世态居民有所变，天以常火，人以常动，动则属阳，静则属阴，内外皆扰，故不可峻用辛温大热之剂。"这是他主用寒凉独树一帜的理论根据。综观刘氏从人与运气的关系上，提出了病机主火的论点，从而作出一系列的治疗规律，其对热证的治疗，确有一定的贡献，自足成一家之学。

与刘完素同时代、驰名燕赵间的张洁古，虽不在金元四家之列，而其学术理论有一定的见地。他是易州人，后世称为易水学派。他的治学，反对拘泥古方来凑合病证，曾说："运气不齐，古今异轨；古方新病，不相能也。"在这种学术思想指导下，就开辟了自为家法的新途径。从他的著作《珍珠囊补遗药性赋》《医学启源》等书来看，可以得知他在方、药两方面的成就，主要是运用《内经》的理论，如《素问·脏气法时论》"五脏苦与欲"的理论，是他论五脏补泻法的根据；《素问·阴阳应象大论》"气味厚薄"的理论，是他论药性升降浮沉的张本；又根据经络的理论，结合实践经验而论药物的归经。所有这些，都是张氏理论联系实际的治学方法，成为自成体系的一个学派；其学术思想，对后世起着深远的影响，门弟子如李东垣、王好古也卓然成家，可以说是易水学派的发展。

张子和，治病主张以攻邪为先，善于用汗、吐、下三法，后世称他为攻邪派。此法早见于《内经》，具体运用于《伤寒论》中，张氏更在这两书的基础上以及在刘完素学说的影响下，大大地加以发挥，推广其运用的范围。他说：“夫病之一物，非人身素有之也；或自外而入，或自内而生，皆邪气也，邪气加诸身，速攻之可也。”又说：“治病重在驱邪，邪去则正安，不可畏攻而养病。”张氏这种学术思想和治疗法则，是经过长期的医疗实践，达到纯熟境地，所以他诚实地说：“识练日久，至精至熟，有得无失，所以敢为来者言也。”但是张氏虽主攻邪，并不排斥补正，非见极虚，不轻言补，所以他说：“惟脉脱下虚，无邪无积之人，始可议补。”张氏在“邪去正安”的思想指导下，畅发议论，有“夫补者人所喜，攻者人所恶”之言，这是针对当时医家病家好补畏攻的时弊而发的，其意在纠正偏弊，用心良苦。这种治病不以去邪为先的风气，至今仍未根除，为此，深研张氏学说是有其积极意义的。

李东垣，从张洁古学，虽接受张氏之学说，而学术上成就更多，主要重视脾胃的作用，他认为人以脾胃为本，五脏六腑、四肢百骸，全赖饮食之营养，脾胃一伤，则元气不足，百病俱作。他明确指出，元气是决定人体健康与否的关键，而脾胃之气的盛衰，又是决定元气虚实的关键，在所著《脾胃论》中说：“脾胃之气既伤，而元气亦不能充而诸病之所由也。”在这种脾胃与元气为本的思想指导下，很自然地导引出以补脾健胃、升阳益气为主的治则，所以后世称他为补土派。李氏这种学术思想，是在《内经》中有关脾胃理论的影响下，以临床实践为基础，进一步发展起来的。在金元间，刘、张二氏，其论主重六淫外感，李氏则重内伤，在其所著《内外伤辨惑论》中说：“外感发热为有余，有余当泻；内伤发热为不足，不足当补。”这种对内伤慢性热病，采取恢复元气以除其热的方法，在临床上确有实用价值，更是李氏独特成就之点，可以说是金元间异军突起的一个学派。

朱丹溪受业于钱塘罗知悌。罗得刘完素之传，旁通张子和、李东垣之学，可以说朱氏为刘、张、李之再传弟子。朱氏在精深研治《内经》之后，涉猎深广，奄有三家之长，因此多独特的创论，不但对后世温病学派的治疗方法多所启发，且对杂病的治疗，有它一定的实用价值。朱氏最著名的论点是："阳常有余，阴常不足。"故其治疗中十分重视"滋阴降火"，所以后世称他为滋阴派。其实广义地说，滋阴学说也是河间寒凉派的发展。

以上仅举中医学术开始有派别的、富有代表性的金元各家，说明各学派的渊源和发展的大概情况。自此而后，还有很多独特专长的大医家，最著名的，明代有薛立斋、赵献可、张景岳、吴又可，清代有叶天士、徐大椿等等，承先启后地不断丰富中医学术的理论知识和治疗经验，蔚为大观。

（二）后世对各家学说的看法与评论

自刘完素突破了前人墨守成规的保守风气后，由此敢说敢想、各抒己见、相互驳论之风大开，促使祖国医学学术理论和医疗技术不断提高。但是各家纷起，标著新论，后人对此提出了不同的看法与评论，归纳起来，主要有三个方面：其一、对寒凉与温补作折衷论调；其二、对不同意的论点，大事争论；其三、正面提出意见，论其缺失。

1. 各家学说的分歧点，集中反映于寒凉与温补两个派系的不同上。后之学者，假使不从全面看问题，在思想上不免有所混乱，因此，引起后人不同的看法，发为很多的议论。例如：王节斋说："仲景、河间、东垣、丹溪[注一]四子之书，初无优劣，但各发明一义耳。仲景见《内经》载伤寒，而其变迁反复之未备也，故著论立方以尽其变，后人宗之，传用既久，渐失其真，用以通治暑温、内伤诸症，遂致误人；故河间出而始发明治暑温之法，东垣出而始发明治内伤之法，至于丹溪出而又集诸家之大成，发明阴虚发热类乎外感内伤及湿热相火为病。故曰：外感法仲景，内伤法东垣，热病宗河间，杂病宗丹溪，一以贯之，斯医道之大全矣。”李士材说：“四家在当时于病苦莫不应手取效，考其方法，若有不一者，所谓补前人之未备以成一家言，不相摭拾，却相发明，岂有偏见之弊。不善学者，师仲景而过，则偏于重峻；师守真而过，则偏于苦寒；师东垣而过，则偏于升补；师丹溪而过，则偏于清降……仲景治冬令之严寒，故用药多辛温；守真治春夏之温热，故用药多苦寒；东垣以扶脾补气为主，故补气升阳；丹溪以补肾养血为主，故补血养阴。”又说：“使仲景而当春夏，谅不胶于辛温；守真而值隆冬，决不滞于苦寒；东垣而疗火逆，断不执于升提；丹溪而治脾虚，当不沉于凉润。”叶天士对这个问题也有论述，他说：“剂之寒温，视疾之凉热，自刘河间以暑火立论，专用寒凉；东垣论脾胃之火，必须温养，习用参附；丹溪创阴虚火动之说，又偏于寒凉。嗣是宗丹溪者多寒凉，宗东垣者多温养，近之医者，茫无定识，兼备以倖中，借和平以藏拙，甚至朝用一方，晚易一剂，而无定见……”于此可见由于后人对各家学说的不同，有莫知适从之感，故王、李、叶等作出调和折衷之论。

2. 在中医学术中，是有很多问题由于各家的看法不同而引起争论的。例如对三焦、命门、君火、相火等理论，问题尤为突出，这也可以说是基于寒凉与温补派系的不同而引起的尖锐矛盾。例如，刘完素“六气皆从火化”之论和朱丹溪“阳常有余，阴常不足”之说，张景岳对此一再提出批判，尤其反对朱氏的议论，张氏认为“阳非有余”，并非“阳常有余”。在他的论著中，强调人体阴阳两者不可偏，他说：“阴不可以无阳，非气无以生形也；阳不可以无阴，非形无以载气也。”又说：“故物之生也生于阳，物之成也成于阴，阴阳二气不宜偏，不偏则气和而生物，偏则气乖而杀物。”更提出形气、寒热、水火三辨，他以日喻人说：“天之大宝，只此一丸红日；人之大宝，只此一息真阳。”又引《内经》“凡阴阳之要，阳密乃固”，“阳气者，若天与日，失其所则折寿而不彰”泛论，说明阴阳之中，阳居主位。张氏对刘、朱之论，攻击甚力，有“刘朱之言不息，则轩岐之泽不彰，是诚斯道之大魔，亦生民之厄运也”的过激言论。然而，张氏又自言：“阴阳之道，本自和平，一有不平，则灾害至矣，而余谓‘阳非有余，岂亦非一偏之见乎！’盖以丹溪补阴之谬，故不得不为此反言，以救万世之生气。”于此可见，张景岳实为矫枉过正而发此偏激之言耳。其后，诸家之论，类似张氏偏激之言者也很多，如徐灵胎讥张景岳的刚燥，反对赵献可的《医贯》；姚球托名叶桂作《景岳发挥》，批评景岳主温之弊；所有这些，都是寒凉与温补两个学派之争，此乃矛盾焦点之所在也。

3. 当然，前人在学术上虽有所创见，但并非完美无缺失的。我们研习古人的论著，应该实事求是，不可胸怀成见，要有批判地吸收，这才是学者应有的态度。例如朱丹溪评论前人之得失时，就非常心平气和地说：“刘张之学，论脏腑气化有六，而于湿热相火三气致病为最多，推陈出新，创泻火之法，此固高出于前代矣；然有阴虚火动，或阴阳两虚、湿热自盛者，又当消息而用之。李氏谓‘饮食劳倦，内伤脾胃’，则胃脘之阳不能升举，并及心肺之气陷入中焦，而用补中益气之剂治之，此亦前人之所无也。西北之人，阳气易于降；东南之人，阴火易于升；苟不知此，而徒守其法，则气之降者固可愈，而于其升者亦从而用之，吾恐其反增其病矣。”朱氏对三家学说提出意见，言辞婉曲而公允，表现出对前辈尊敬之意。实际上刘、张、李诸氏的学术理论，是有所缺失的，例如刘完素“六气都从火化”的理论，就有些不够全面，他所说的湿，是因于夏热所生，秋凉则湿成燥，显然他已指出凉燥；但他在解释燥时，则偏重了热燥一面，而说“燥万物者莫熯乎火”；至于湿证，有些是属于寒的，而他在论述中只阐发了属热的一方面。又如张洁古虽在方、药方面作出了巨大的贡献，但亦有所偏差，他强调的黄柏辛润，芒硝软心，熟地味苦，厥阴引经在下用柴胡等等，都不无可商之处。又如张子和对于“扶正驱邪”这一治疗原则的体会不够深刻，因而对于补法的应用，不可避免地有些偏见；对中风证，只论闭证而无脱证，论虚损病只三句共二十字，都不够全面。又如李东垣的理论，还有其一定局限性，他虽然提出了脾胃在人体中的主要作用，但偏重了脾胃之阳，而忽视了脾胃之阴，因而在治疗上也就惯用辛燥升发的药品；又在藏器之间的互相影响方面，阐发得也不够全面。人是完整的统一体，各个脏器之间，都存在着相互依赖和相互制约的关系，李氏只阐明了脾胃和肺、肾的相互影响，而对脾胃与心和肝的相互影响，则叙述得不十分清晰，并把阴火说成就是心火，容易同“心主火”的概念相混淆〔注二〕。这些正面意见，启发后人学习古人应该具有批判地继承，是完全正确的。

（三）怎样学习和吸收各家的理论经验

对各家学说应当怎样来研习和分析，从中吸取精华，以提高我们的理论水平和医疗质量，是当前值得研究的重要课题。

历代医学家们，由于所处的时代背景不同，自然气候或异，地区环境各别，在其医疗实践中所得的经验，亦有所不同，因而产生新的理论观点和医疗法则，形成各家学说。虽有寒凉或温补系派的不同，但是并非胶执不变的。李士材曾以张子和的大攻大伐与薛立斋的大温大补作了对比说：“子和一生，岂无补剂成功；立斋一生，宁无攻剂获效；但著书立言则不及之耳。”说明各派的理论和治法特点，乃是代表其学术思想的主流，实际上他们也是灵活应变的。譬如李东垣专主升阳补土，假使他临床上遇到体格壮实患着阳证实证的病候，决不会使用他专补脾胃的治法；朱丹溪主阴虚火动而用滋阴，假使他临床上遇到阳虚火衰的病证，岂有一律投以养阴清滋之理！试举几个例案以为证：

丹溪曾治一人，素嗜酒肉，有积后，行房涉寒，冒雨忍饥，继以饱食，以致咳嗽恶寒，胸痞口干，心微痛，脉浮紧而数，左大于右，先以人参四钱、麻黄连节钱半，与二三帖，嗽止寒除，改用厚朴、青皮、瓜蒌、半夏为丸，参汤送下二十服而痞除。又治一人患干咳声哑，用人参、橘红、半夏、白术、知母、瓜蒌、桔梗、地骨皮、黄芩入姜煎，又与四物、炒蘗、童便、竹沥、姜汁等药，昼夜相间，服两月而愈。从以上两则治案来看，丹溪未曾以行房感冒、嗜酒咳嗽、声哑口干等证状以为阴虚，而概用他的滋阴泻火法。又如张景岳是著名的温补派，而他的医案中也很多用寒凉的。有治阳结一病，投以重量大承气而获愈的；有治金宅少妇呕吐一案用生石膏的。可知他们治病是结合具体情况而定，未尝固执一偏之见。

因此，我们可以看到：各家在临床医疗中，并没有存在着专主温补而忌用寒凉，或专主寒凉而忌用温补的成见，都是充分地运用了“辨证施治”原则，不是“胶柱鼓瑟”“刻舟求剑”的。所谓寒凉、攻邪、补阳、滋阴等等学说，不过是各家学术思想的主流和治疗重点，它们是完全基于时代环境及其实践经验的体会等方面而形成的。因此，我们要全面研习各家学说，善于吸收他们的精华，掌握各家之独长而融会贯通之，勿为一家之论所囿也。

〔注一〕据医史学家考证，明代称医学四大家——张、刘、李、朱，第一人是张仲景。清代《四库全书》中，才有金元四家之称，因仲景被尊为医圣，不应侪于四家之列，换上张子和，故王、李所论，以仲景冠首。近代评价金元医家分为两派系，称刘完素为河间学派，推崇张洁古，称为易水学派，故本文称金元各家，并论张洁古学说。

〔注二〕采录全国试用教材《各家学说》。

——《上海中医药杂志》1962 年第 11 期第 1～4 页

怎样写医案

中医在临床上处方的格式，很早是仅仅写几味药名的一纸药方，后来逐步发展，逐渐形成前段案语、后半方药的医案，备具了理、法、方、药的规律，至清初医案形式益较完备。直到现在，仍然盛行这种写法。学者在临床实习中，掌握了这样医案的写法（不同于过去医家笔记式的医案），为进一步阐明脉因证治、提高医疗质量、总结临床经验，提供实录资料。为此，提出“怎样写医案”的课题，进行探讨。

（一）医案在临床上的作用

医案是中医在临床上对病人诊疗作出诊断和治疗的方案，也称脉案。中医在传统上对医案都非常重视，一张医案把病者的症状、病因、脉象、舌苔等方面概括地叙述，同时把分析病机、病理和诊断、治则等，也一一写出，最后写出方药。这样客观地记载病证、诊治、方药完整的一张医案，在临床上有重大的作用。

汇集了一个病证全程诊疗多次的医案，可以全面反映出医疗整个过程中病情机转的关键、辨证施治的得失等等。既可以作为临床经验的总结，也就成为一套病史的档案。因此中医历代医家不但珍贵的积累自己写的医案，而且传授子弟、生徒，注意医案的教学和写法的训练。

中医传统医案形式不同于医院中所写的病历，病历是按照印制现成的表格中所列姓名、年龄、病史、症状等等项目逐一填写，成为病史记录；医案则以表达每次诊疗的辨证施治的关键问题为主要内容。目前，在中医业务的医疗机构中，为了总结临床经验，提高医疗质量，很注重病历的写法，既有祖国医学望、闻、问、切四诊和阴阳、表里、寒热、虚实八纲的诊断记载；也有现代医学临床诊断的描述。这种中西兼有、双重诊断的病历，当然是很好的，而且也是必要的。但是中医四诊八纲的资料有的用填表方式填入，或只写几个症状，缺少理法，不能反映出中医传统诊疗的特点。中医传统诊疗的特点，具体表现在具有辨证论治精神和理、法、方、药法则上面。该怎样继承这个特点？有必要在临床实习时，指导教学和训练写作，要求在病历中包含这种形式的医案。因此，写医案与写病历并不矛盾，在临床上写好医案，也就是为写好中西医并重的病历打好基础。

（二）前人医案分型探讨

医案怎样写法，主要谈医案前半段的按语。前人医案的按语有多种多样的写法：有的根据病人的主诉和医者观察所得的情况一一叙述，然后逐项加以论证，末了指出治法；有的只精简扼要的几句话，突出其主症，指出病机，作出诊断，定出治法；有的明白分析病证，并讨论治法，突出辨证方法、论治原则；有的叙述症状，同时发挥理论，夹叙夹论；有的引用经典以及前人言来论证病候，或作为治疗的理论根据；有的叙述症状、论证病理等等，用骈体文字写出。兹区分为六个类型，进行探讨：

甲类案：朴实的写述症状、病因、病机等等，然后下诊断、出治法。

例 1　身热，手心热，少力，神倦，澼利，脉濡，此脾阳下陷，阴火上乘，甘温能除大热，正为此等证设也。

补中益气汤加鳖甲（曹仁伯医案）

例 2 咳嗽月余，痰腥带血，气升呛逆，脉弦滑数，风温久恋，化火蒸痰，烁金耗液，证属肺痈，非轻候也。

冬瓜子　淡芩　苡仁　紫菀　桑皮　川贝　芦根　沙参　苏梗　杏仁（王旭高医案）

例 3 寒热，呕恶，饮食不进，腹痛痢下，日夜五六十次，赤白相杂，里急后重，舌苔腻布，脉象浮紧而数。感受时气之邪，袭于表分，湿热挟滞，互阻肠胃，噤日痢之重症，先宜解表导滞。

荆芥　防风　豆豉　薄荷　半夏　枳实　玉枢丹　桔梗　赤芍　神曲　焦楂　生姜　红茶　藿梗（丁甘仁医案）

以上数则医案，先叙客观的症状，并写出脉象、舌苔的诊断，其次加以论证，最后指出治疗方法，眉目清楚。这样的写法，最为朴实，也比较容易学习。

乙类案：先根据症状阐明病机，作出论断，不言治法而治法已衬托出来。

例 1 背为阳，四肢亦清阳司之，阳微则恶风、怯冷、肢痹矣。

桂　术　姜　附　草　枣（叶天士医案）

例 2 脾失运而痰生，肝不柔而风动，眩晕食少所由来也。

白术　首乌　半夏　钩钩　羚羊　天麻　广皮　茯苓（尤在泾医案）

以上两案都是只几句话把症状、病因、病机表达出来，阐明理论，要言不繁，用药也针对所论病机，十分熨贴。

丙类案：突出辨证论治的法则，审因辨证，审证论治。

例 1 形盛，脉微，阴浊内盛，阳困不宣之象。食下腹胀，中脘时作胀痛，阳以通为运，阳气流行，阴浊不得上干矣，所谓“离照当空，阴霾消散”是也。而久痛非寒，偏于辛热刚愎，又非所宜，惟和之而已。

外台茯苓丸（叶天士医案）

例 2 真阳气弱，不荣于筋则阴缩；不固于里则精出；不卫于表则汗泄，此三者每相因而见，其病在三阴之枢，非后世方法可治。古方八味丸专服久服，当有验也。

八味丸（尤在泾医案）

例 3 凡证于阴阳虚实疑似之间，最当详审。此证音低神倦似虚，而便泄臭水，中脘按痛，实也；肢冷脉细似阴，而小便热痛阳也。至于舌白谵语，乃痰蒙火郁之征，而日暮烦躁，为阴虚阳盛之兆。鄙意百般怪证，多属乎痰，痰蒙火郁，清化不解，须从下夺，即使正虚，而虚中夹实，亦当先治其实耳。

羚羊　天竺黄　石菖蒲　橘红　竹沥　胆星　鲜石斛　朱茯神　郁金　姜汁

另滚痰丸（王旭高医案）

以上数案，鲜明地突出辨证论治精神，笔调明快。此类病案往往是前医医治无效，接手治疗，自当详明地辨证，并表达自己的见解，考虑方治，并说明立方遣药意图，不是识力高超的不易办到。第二案，“真阳气弱”一句，出下三句证状，写来极为自然，不是有意雕琢之文，诚如柳宝诒注：“见识老到，议论明确，此为可法可传之作。”

丁类案： 症状、病因、病机、诊断等结合在一起，夹叙夹论。

例 1 风阳上扰，巅顶为病，痰湿内阻，胃失降和，所以耳鸣失聪、两目红赤、视物模糊者，风阳之为患也；所以头眩泛恶者，胃气不降，而浊阴上僭也。舌质红、苔黄，脉弦数，阴亏于下，阳浮于上，为象显然。治宜熄风清肝而化痰浊。

薄荷　半夏　桑叶　蕤仁　夏枯花　石决　菊花　钩钩　竹茹（丁甘仁医案）

例 2 温热夹食。热颇壮，手掌尤甚，肌肤熯干。病七日以上，阴分已虚，虽热壮，不能汗；虽有积，不可攻。神气未离，谨慎调治可愈。

白薇一钱　川连三分　淡芩一钱　知母二钱　杏仁三钱　竹茹一钱半　归身三钱　枳实一钱　象贝三钱

另用皮硝三钱、夹布一层缚当脐。（恽铁樵医案）

此类医案的写法也是好的，叙述症状，分析病机，诊断病候，概括性很强的夹叙夹论，充分反映高度的理论水平，也鲜明地见得辨证论治的精神。

戊类案：引用经典论证病候，根据前人言论决定治疗法则。

例1 经云："饮入于胃，游溢精气，上输于脾，脾气散津，上归于肺，通调水道，下输膀胱，水精四布，五经并行。"此于后天生化之机，宛然如绘者也。脉象濡细，而右部软滑，其平时伏有痰饮，发必致喘，……窃维精神气血，所以奉生，其次则津与液焉。何谓津，浊中之清而上升者也；何谓液，清中之浊而下降者也。然津不自生，得气化而日鼻濡润，液不自降，得气化而水道宣通……调理之策，惟有补脾降胃，鼓动气机，使气得流化。

高丽参 盐水炒枣仁 制半夏 盐水炒菟丝子 泽泻 白蔻仁 盐水炙黄芪 木猪苓 远志肉生甘草煎汁收入 范志曲 甜杏仁霜 浙茯苓 杜仲 枳实 土炒野于术 广藿香 广木香 广皮

上药为末，用生姜、焦谷芽煎浓汤泛丸如小桐子大。上午半饥时用橘红汤过下。（张聿清医案）

例2 因抑郁悲泣，致肝阳内动，阳气变化火风，有形有声，贯膈冲咽，自觉冷者，非真寒也。《内经》以五志过极皆火，但非六气外来，芩连之属，不能制伏，固当柔缓以濡之，合乎肝为刚藏，济之以和，亦和法也。（曹沧洲医案）

例3 咳嗽数月不愈，舌苔薄腻，脉象濡滑，肺虚痰湿留恋，清肃之令不行。薛立斋先生云："久咳不已，必须培土以生金。"取虚则补母之意，此证近之。

淮山药三钱 象贝母三钱 抱茯神三钱 生苡仁三钱 冬瓜子三钱 仙半夏二钱 炒竹茹一钱半 甜光杏三钱 广橘红一钱 清炙草五分（丁甘仁医案）

这类是引经据典来发挥理论的医案，如曹案引一句经文，明确诊断；丁案引前人之言作为治疗的指导，都是很好的，惟张案开场便引《内经》一大段文章，后面论证，有些空洞，不切合实际。

己类案：注重文辞用骈体文写的医案。

例1 两目昏糊不明，由来已久；两足痿软不灵，起来伊始。一由

柳宝诒
钱荣国
方仁渊
高憩云
吴文涵
薛文元
曹颖甫
蒋维乔
郭汇泰
郭柏良
马泽人
承淡安
章巨膺
张善芳
费鸣岐
夏羲伍
张少文
醉 樵

阴精之耗夺，一由风阳之鼓动。四五日前，营卫乖和，发寒发热；两三日来，痰火蒙蔽，乍昏乍昧。纳食累日不进；更衣多日不畅。左脉偏见弦滑，右脉殊觉滑大，兼有动而中止，时又大而兼小。舌质薄白，并不干燥。肝肾真阴下亏；肺胃痰火上盛。营卫窒碍，顷刻复有形寒；阴阳枢纽少交，久延防多汗泄。处方与艺成先生拟喻氏清燥救肺汤，一泄气火焚燎，一滋阴中津液。弃用阿胶滋腻，庶免树帜痰浊，未识如何？即请明政！

西洋参　麦冬　熟石膏　甘草　桑叶　枇杷叶　竹沥　火麻仁　牛膝　橘红络　丹皮　滁菊　糯稻根须（金子久医案）

例 2　病将一载，肝气横逆而不平，中气久虚而不振。惟肝逆故胸脘阻塞而攻冲；惟中虚故营卫不和而寒热。凡大便溏，饮食少，右脉细，左脉弦，是其证也；四君子合逍遥加左金，是其治也。

党参　冬术　茯苓　柴胡　白芍　川连吴萸炒　香附　陈皮　归身　神曲　谷芽　玫瑰花（王旭高医案）

用骈体文写的案语，句句都讲究对偶，看来极为整齐，诵读亦极顺口；但刻意雕琢，就不免有生套硬凑之弊。并且一张医方之疗效，不是依靠典丽的案语，而是在于辨证的正确、用药的恰当，因此这类医案的写法，学生不宜学习。这里选列几案，备见前辈先生诊疗一病，有这样深切的工夫。

（三）关于医案写法的几个问题

一个医案的案语，长短、繁简不一，虽然仅仅是症状、病因、诊断等内容，但写法有很多讲究，其中很可以见得医者水平的高下、技巧的工拙、宗法的派别和文学的修养，从而在这个基础上，一般可以看出辨证和处方的确当与否及共疗效如何。

医案不论怎样写法都好，主要突出辨证施治的精神和备具理、法、方、药的系统性，使人一望而知诊断为什么病，治疗用什么法，用的是什么方，眉目清楚。更要求医理通达、文理通顺，至于书法清楚，行款中式，也是应该注意的。

怎样写医案，以下提出几点注意事项：

1. 按语必须与方药统一：在下笔之前，必须对所诊疾病的症状、病因、病机、诊断和治疗等方面作一通盘打算。首先，辨证寒、热、虚、实要有定识，论治汗、下、攻、补要有主见。肯定了病证，作出了诊断，决定了治法，选定了方药，在这几方面胸中有了成竹，然后下笔，则案语与方药才能统一。如案语说是伤寒太阳病证，当用解表方法，处方为一张麻黄汤类的方药，这才是证与治一致，符合标准的医案。如果案语中说用表汗法，而处方却不是麻桂荆防一类汤方；或者案语中说明用地黄饮子，而方药不见有地、斛、巴、菧、附、桂、麦、味等药，理法与方药全不对头，这是临床上最拙劣的医案，反映出医者对诊断、治疗心中无数，茫无定识。

2. 案语必须条理清楚：一般医案的写法，先述以往病情，次叙现在症状；或先叙病者的主诉，次写客观现实的见证，其次再论证病机，作出诊断，最后写出治则。这样才显得脉案组织有法，症因脉治有条不紊。如果不先事组织，随笔写来，把病人主诉的病情与客观的证状，以及所下诊断治法，凌乱失序，夹杂铺陈，前后倒置，语无伦次，这样就表现出医者不仅学术与语文的水平不够，而且思路紊乱。

3. 医案必须充分表达诊疗的理法：医案除了叙述病人的主诉症状、病情经过以及医者四诊的描述之外，必须依据客观现实的记录资料，进行理论分析从而定出施治法则，充分表现有理有法，突出辨证论治精神。如果只有平铺直叙脉舌等等症状，而缺少理、法这一重要环节，就不能体现中医医案传统的优点。

4. 案语必须突出关键性的主证：传统习惯上，只写关键性的主要症状和脉象、舌苔，针对此而出治方，定必中肯。这样的写法，精粹简洁，重点突出，为最合标准的医案。如果叙症冗长，多写无关紧要的兼见症，却忽略了关键性的主症，这种方案见得医者没有抓住病的主要矛盾，因之所处方药转会失去了重心。

5. 医案必须纯粹体现中医学的理论：医案是中医诊疗疾病表达脉、因、证、治的一个方案，它的内容毫无疑应该纯粹是中医理、法、方、药的理论体系。如果有西医诊疗的论断以及体格检查和实验室检验资料如白血球计数、小便蛋白、血沉降如何等等，不宜搀入，也不宜把这些资料来解释病因病机和立方用药的依据。实际上，这些资料对中医诊疗上带来很多的好处，可以另行记录，备作参考。

6. 医案不宜牵强附会的引用经文：写医案，对一个病的论证，或者论治，说明理论根据，可以引经据典或把前代名哲言论引来证实，但必须切合病情，符合实际情况。如果与病情不合，或者没有深切理解经文原意，不可牵强附会，生搬硬套，更忌曲解经文来凑合己意，文不对题。

7. 医案不宜多发空泛的议论：写医案，应该实事求是、有的放矢的发表议论，如诊治疑难危重的疾病，在症状错综复杂、矛盾尖锐的情况下，有必要深入分析，论证一番。但是对一般病候除了表达应有的理法以外，不宜多作不切实际的空洞议论和不必要的引证。

8. 医案不宜忽略时间性的记载：写医案，对于疾病的期候以及病情有关时间性的叙述也是诊断治疗的重要依据，如"病已经年""病已十日""向来有××旧病"等等，表达病之新久；"晚间不能食""天明腹泻""夜热昼凉"等等，更是反映病情与时间之关系，医案中应该表达出来。其他如病者的年龄以及诊病期日、所值节令，同样也是诊疗与时间有关的记载，写医案不宜忽略这一环节。

9. 医案不宜作危言耸听与夸大炫能的语调：医案要朴朴实实的写出，如病属难治，或难期疗效，或预后不良，甚至有危险性等等，可以实事求是适当叙述。对一般无严重性之病，不宜作危言耸听之语。又治疗得手，亦不宜有夸大成绩、矜炫己能的语调；同时，自己治疗如有差错，也不可故意掩饰。

10. 医案不宜套用旧医案中的文言笔调：医案宜用语体文写，力求通俗易懂，除了中医理论体系中的术语可以引用之外，不宜掉弄笔头或套用陈言。旧医案中有些语句，如："症情棘手""渐入坦途""未识能弋获否""安谷则昌，其斯之谓欤""高明裁正"等等，不宜搬来套用。

以上所谈医案怎样写法，仅仅是关于写医案的方式方法上几个问题。至于它的实质精神如辨证论治的理论根据、立方用药的关键所在，关系医案的质量，不在本文中讨论。

（四）结语

中医传统习惯上，诊疗一病，写出简明扼要的医案，很可以表达出诊断治疗上的关键问题；并且在每次复诊中，叙述病证情况的转化，治疗法则的变换等等，反映出医疗整个过程中的动态，有它的特点、优点。长期以来，流传下来的名医医案，充分反映了学术理论、治疗经验，后世学者从其中获得了丰富的知识。因此，为了继承中医诊疗的优良传统方式，对医案有必要的进行学习，同时研究它的写法。

本文所选六类写法的医案，以甲、乙、丙三类的写法最切实用，值得提倡，作为初学学习写脉案的楷模。但是这些前代名医医案，它们传统写法的语调不一定完全照样搬用，不能认为前人这样写法，我们今天也必须照式照样地写，应该结合现代文法和语体化，予以适当的变化和发展。例如：甲类案例 1 末了两句“甘温能除大热，正为此等证设也”，可以把它白话化，写成“甘温能除大热的方法，正合这种病机”。又如：乙类案例 2 末句“眩晕食少所由来也”，可改写为“为导致眩晕食少的原因”。又如：丙类案例 1“所谓离照当空，阴霾消散是也”，假使翻成语体文，应该是：“正如阳光当空照明，雾露阴霾之气便会消散了”，感到啰嗦。这是一个譬喻，意思是说一派阴寒见证，应该用阳药来驱散阴寒之气。在现代写案应该力求通俗易懂，这类譬喻的成语、词汇，似乎不宜套用。

其他丁、戊、己三类的医案，优点固然很多，但也存在着缺点的，例如丁类案都是脉症夹杂于理论之中，症状与病因病机结合在一起，难于学习得丝丝入扣。戊类案很自然地引用几句经文或前人言论，那是很好的，但宜防止与病证不相符合，不切实际的生硬的引用。至于己类案论述病候，阐明病理等等都是好的，但是刻意追求文句对偶，不合现代语的写法，我们应该批判地继承，效法它论病正确的一面，反对它文字上崇尚浮华的一面。

——《中医杂志》1964 年第 8 期第 30～34 页

牝牡骊黄之外者矣。恽氏言：熟读古书，死守陈方，某病治以某药，某方主治某病，此死医学，不是活医学，不足以临万病之变。先生洵得其衣钵真传者也。所著有《温热辨惑》《脉学新论》《痧子新论》等书，《温热》宗陆九芝氏，反对叶、吴之说；《脉学》以科学方法整理，精湛无匹；《痧子新论》合中西学说为一编，堪称空前杰构。

先生治内、儿、妇科，而小儿求治者尤多，治伤寒、麻疹尤擅胜场，发明痧子外治喷雾疗法，以国产芳香透发药剂，蒸馏为水，利用西法之吸入器以喷雾，助长疹点之透发，挽救病变之危逆，志在保赤，厥功伟焉。先生于伤寒病候，先正其名，谓西医之所谓伤寒即肠窒扶斯者，有别于中医伤寒病名。盖即“伤寒有五”中之湿温病候，前人所谓“温病下不嫌早”，实即指此。若以“伤寒下不嫌迟之”说，而用于肠窒扶斯，误矣。故先生治热病，守仲圣之法。初以汗为第一步，继而以清为第二步，再进而以下为第三步，率在病起旬日子内，竟此三法。假令病属时行热病，无不应手而效；若经此三步治疗而病势依然不解者，则断定是肠窒扶斯之真性伤寒，无待验血，可以肯定也。经过清下，病虽未除，毒素衰减，多能缩短病程；至中后期，病势必平善，鲜有极峰恶候；然后以淡渗平剂，一以排除毒素，一以维护心力，预后良善，全活甚众。最痛恶，热病初起，即用叶氏之平淡，动辄豆豉、豆卷，延误病机，贻害无穷。学者以为至言。

先生性淡泊，不慕荣利，不求闻远，孤高有赏，疾恶奔竞，恂恂儒者，而正气磅礴，威武不屈，其陷于日寇宪兵部事，可以传焉。初，上海沦陷，居民处倭寇铁蹄之下，惴惴然不治安，偶以细故，辄陷缧绁。癸未（1943）之秋，先生亦以一所谓流言案者，为敌宪兵逮捕系狱，株连者廿余人，最后祸及于先生。虽爰非刑，终不复词连他，卒以智计脱祸，其案遂结。闻者以多先生之智谋、壮先生之慷慨云。

——《华西医药杂志》1946 年第 1 卷第 5 期第 36 页

张 善 芳

生平不详。

说者动称“虐属少阳，以小柴胡汤加减为治”而《金匮》论虐“不专主少阳”，试以经文证之

虐有寒虐、温虐、瘅虐之分。有先寒后热者，有先热后寒者，有但热不寒者，或发无定候。必待卫气出于邪遇，以至不能相容而交争则作者，或先中于风，而后复感于阴寒而成者。盖其证象各有不同，故论治之法，当亦不同。《内经》云:“寒虐之始成也，以夏伤于暑，汗液大泄，腠理开发。”复因夏气凄怆之水寒，舍于肌肤分肉之间，至秋又复伤于风，故发则先寒后热也。温虐始于冬中于风，寒邪藏于骨髓之中，至春阳气大发，伏邪不能自出。因遇大暑，脑髓烁，肌肉消，此病藏于肾。其气先从内出之于外也，故先热而后寒也。瘅虐者，肺素有热，气盛于身，厥逆上卫，中气实而不外泄。因有所用力，则腠理开，风寒舍于皮肤之内、分肉之间，发则阳气盛，阳气盛而不衰，则病矣，此则但热不寒之瘅虐病也。夫瘅虐者，有类于温虐，其但热不寒，或微寒多热，舌干口渴，脉弦数，此乃阳明燥土偏胜，少阴孤阳独亢。胃液被耗则口渴，心阳亢热则舌干，肺金受制于心火，则皮毛燥焦而不润。脉弦数者，非伤寒脉弦紧不沉，可发汗、针灸之例也，以其肺素有热，阳气盛身，寒邪不能一时外泄。及至春夏阳气大张，腠理不闭，风寒更乘其隙而舍于

皮肤分肉，然后应天气阴阳而见发。夫天气与人气同，天气热，人气亦热，故瘅虐多见于春夏之交也。天人之气皆热，故身必灼热，但热无寒，乃弦数之脉见矣。然则治此者，正宜甘寒柔润之品，清营泄热耳。

《金匮要略》论瘅虐条下，仲景虽不出方治，特出以饮食消息止之。夫止者，急止其炽热也，恐热甚则生风，风生则炽热，更窜着于胃，以致胃未尽之水液，倾涸而绝无也。又鞠通《条辨》载“五汁饮主之”，深合仲景饮食消息之旨。夫饮食消息者，即梨汁、蔗浆生津止渴之属耳。五汁饮方，用梨汁、荸荠汁、鲜苇根汁、麦冬汁、藕汁等品，岂非《内经》所谓“风淫于内，治以甘寒”之旨耶。又白虎加桂枝汤，温凉并进。白虎保肺清金，峻泻阳明独胜之热，使不口渴舌干。单以桂枝一味，领邪外出，作向导之官。此亦“热因热用”之妙治也。温虐病者，其脉如平，身无寒，但热，或后有微寒，骨节烦疼，时呕。此为阴气先伤，阳气独发也。

窃为论之：夫所以但热不寒者，亦略与瘅疟同，因寒邪先藏于肾，复感于风，寒从风化。夫风者，阳也，寒从风化，即阴并于阳也。阳极盛则极热，阴微则或有微寒。然至于极，则必变微寒而为极热。拙师曰：“温病之初起，亦必微寒也。”其言可证矣。骨节烦疼，时呕者，热从肾出，外舍于其合，而上并于胃。胃中津液，不任熏灼，则上泛而为呕。或口渴者，火烁津液则阴亏，阴亏则津液不得上润，而不无渴矣。然治之者，亦当与瘅疟微同。仲景着书立方，及后之贤者，皆以清营泄热，为不易之治，如《金匮要略》温疟条之用白虎加桂枝汤，鞠通、王孟英辈皆宗此方。斯治温病之大纲，可以见矣。然或有因下而愈者，则非为温疟、瘅疟欤。王安道云：“每见治热病，误攻其里，亦无大害，误发其表，变不可言。”夫下者，以胃实脾充，营卫不衰，小便数，大便不通者，可矣。何害之之有哉？使绝无阳明见证而认为阳明，误下之，则津液重耗，胆汁亦虚，神魂警惕而不宁矣，此则下之不可不慎也夫。岂无下之之理哉？亦惟随证施治，能无胶柱鼓瑟之弊耳。

正疟，寒热相间，口苦咽干，目眩脉弦，此则少阳经病也。少阳居半表半里之间，邪入少阳，则为是病。夫岂尽少阳所主哉？《内经》

云："疟气随经络，沉以内薄，故卫气应乃作。"又云："阳并于阴，则阴实而阳虚。"阳明虚则寒栗鼓颔也，巨阳虚则腰背头项痛。其言皆称二经而不及少阳，由此论之，少阳不过受邪之经耳。其所为往来寒热者，皆在太阳、阳明矣。夫太阳者，寒水也，行身后为表；阳明，燥金也，行身前为表之里。先寒者，邪欲出，其气干于太阳，冲动寒水之气而作也；后热者，以胃为燥土，脾为湿土，湿从燥化，则木亦从其化，故为热为汗也。口苦咽干，目眩脉弦者，盖胃底本有胆汁。胃气上逆，则胃底胆汁失其所依而上冒，故口苦。胆火上灼胃管，则咽干。胃热合胆火上熏于脑，故脑气一时昏暗，因而目眩脉弦，乃少阳之病脉也。有是邪则有是脉也。然治之奈何？当先去寒耶，抑先去其热耶，抑独取少阳一经，专以小柴胡主之耶。予尝闻之矣。正疟之求治，须以三阳兼施可也。夫三阳并属于表，有兄弟同气之义。一经病则二阳随之，二阳不病，少阳独受其邪，则为口苦咽干耳。夫口苦咽干者，虽离于太阳，而亦常合于阳明矣。如前文所言，寒热往来，固三阳合病也。口苦咽干目眩等症，岂非阳明燥金所致哉？《金匮要略》治疟不专主少阳，如附《外台秘要》治少阳往来寒热之柴胡桂姜一方，皆以三阳配合而治，故服之一剂如神也。说者动称"疟属少阳，以小柴胡汤加减为治"，爰以经文证之。

——1936 年《江阴县国医公会五周年汇刊》第 37～38 页

费 鸣 岐

生平不详。

亡阴亡阳论

亡阴者，身畏热，汗大泻，肌肤热，口渴喜饮冷，气粗脉洪实，是其验也。亡阳者，汗大泄，身反恶寒，手足冷，肌凉汗冷，口不渴，而喜热饮，气微，脉浮数而空，是其验也。

经云："夺血者无汗，夺汗者无血。"血属阴，是汗多乃亡阴也，故止汗之法，必用凉心敛肺之药，何也？心主血，汗为心之夜，故当清心火，汗必从皮毛出，肺主皮毛，故有当敛肺气，此正治也。惟汗出太甚，则阴气上竭，而肾中龙雷之火，随水而上，若以寒凉折之，其火愈炽。惟用大剂参附，佐之以咸降之品，如童便、牡蛎之类，冷饮碗，直达下焦，引其真阳下降，则龙雷之火，反乎其位，而汗随止。此与亡阴之汗，大相悬绝，故亡阴亡阳，其治法迥异，而转归在顷刻。当阳气之未动也，以阳药止汗，而龙骨、牡蛎、黄芪、五味子，收敛之药，则两方皆可随用之。医者能于亡阴亡阳之交，分其界限，则用药无误也。

——1936 年《江阴县国医公会五周年汇刊》第 47 页

夏羲伍

生平不详。

安胎勿宜补药

妇人胎前无病之时，每投补血药以安其胎。吾谓补血药，于血虚胎动，故能安也。如无病者及血热之人，非仅无安胎之功效，且能撑动胎元，而反不安者。何也？夫胎之所以不安者，以有病为之阻碍故也。医者欲安其胎，当先治其本病，病去则胎无不安矣。苟借补血为安胎要药，恣意服下，甚至一月连服数剂，逐月如斯，居多为药所害，因之而难产，或迫之而小产，种种危状，实难枚举。噫嘻愚哉！世人明明为补药所害，蒙蔽不悟，尤谓命数而耶！更有甚者，孕妇患瘟疫症，再用一初补血之药，以助热邪，迫动胎室，遂至小产。又云产后瘀血阏阻，宜温而不宜凉，皆可用生化汤为主，任意加减施治，致热毒蔓延，袭入血室，恶症蜂起，日甚一日，遂之病重身亡，尚不觉悟，甚矣。世人多有此弊，尤不亟思改良，呜呼愚哉。

——1936 年《江阴县国医公会五周年汇刊》第 47 页

张 少 文

生平不详。

学术研究急需创办中医院为起点

夫学术以研究而益精，十八世纪以还，世界文明各国，科学之进步，一日千里，至足惊人。即事事落伍之我国，年来于艺术科等类，亦颇有发明，岂救人生命之医学，转可故步自封，一任其陵夷淘汰乎?！今兹倾向西医而蔑视中医之辈，固由于若辈之喜新好异，抑亦为不学无术者咎由自取。盖国医学术之本身，初无可以訾议，有识之士靡不钦佩而敬仰者也。不然，必其人于国医学术未有深刻之认识耳。为今之计，欲光大国医学术，欲保障民众健康，欲湔雪同人耻辱，欲提高国医地位，必自研究学术始。然而国医之古法古方，非从理想所得，乃由经验而来，学者欲从事研究，必实地试验，始可以见古法古方之功效。举凡针灸药石、推拿按摩与人身气血脏腑，一经接触，发生千态万状之化学作用，因以窥其微妙神奇之蕴奥，于是古人之经验，遂成为自己之经验。且可触类引申，发前人所为发，学术自然演变进化。由此观之，实地试验之重要可知矣。夫欲于每一病证，藉实地试验而获经验，并创办中医院不为功。中医院而能成立，则获益良多，试举数点，以说明之：

（一）掌握全权

当见病家稍具医学知识，一知半解，家人有病，虽延医诊视，然不以全权委托医师，而自己主张，为医师者，为其掣肘，不能循序渐进；或病家于医家乏信任之心，其延医也，以耳为目，以名震一时者为标准，而不求实际；或病家方寸已乱，戚族邻友，聚讼纷纭，争相介绍，朝秦暮楚，杂药乱投，于是轻者重、重者危、危者死矣。若就诊于中医院，则院中握有全权，病属某科，即由某科主任负责诊治之。容或病势变幻，疑窦丛生，则可与院中同人，磋商协议，集思广益，以资应付。其疾病之过程中，不致遭遇悖逆之措施而获有系统的对症治疗，则危者安而重者轻、轻者愈矣。诊治之医师，亦由之获得相当之经验。

（二）统制治疗

病家更医之原因，既如上述叙述。而所延之医，往往自逞其才，不顾实事，立异为高，逆情干誉，人用凉泻而彼主温补，人进香燥而彼拟滋腻，与人互相水火，病人不胜其苦。供职于院中之医师，则以整个的医院声誉为前提，于己所负责诊治之病证，则尽心竭力以愈之，于同人负责诊治之病证，有所咨询商榷，则必开诚布公，和衷共济，务使病人疾去体泰，医院实至名归。而医师亦与有荣焉，经验亦随之富矣。

（三）发扬国粹

病家以病势亢进之秋，手足所无措，一夕数医，温凉并进，补泻备尝，病未减轻，而反增药石流弊。于是聘请西医，幸而得愈，功故归于西医；不幸而死，犹恨与西医相见之晚。从此西医之声价益隆，中医之名誉扫地，长此以往，其能免于淘汰者几希。若留于中医院，则病家不必仓皇惊扰，一任医院之处置，举院之医师，为整个医院名誉计，各竭其毕生所学识、技能、智力、经验，协助主任医师，以愈沉痼危殆之病证，则中医学术之效能因之显著，社会人士之信仰可以加增国粹之发扬，可限量哉？

附：章巨膺先生小传

章巨膺先生，江苏江阴人也。世代儒家，先生少年以病废学，乃谋治医。初从乡镇某受业，恶其陈腐朽庸，不三月弃之去。旋求学于沪，继而任商务印书馆编辑。公余，复研治医经，垂十有余年。用力勤而苦无所得，数执经问难于当世名家，辄废然返。时海上有以说部名家，旁治医经，锐意革新旧医学，声誉崛起，迈越时贤者，曰恽铁樵氏，方创办中医函授学校。先生上书陈策，恽氏击节叹赏，曰："此治事之长才也。"吾主笔政，为吾发扬而广大之者，必此人也。乃柱架顾之，延主事物先生。乃精详擘划，举凡课程讲义、批卷答问等，莫不井然有条，函授业务遂以发达，海内外遥从问业者数千人，恽氏学说，得以大行，中医学风，为之丕变。后之学者，咸知抱残守缺之非，力从科学化，随时代以演进，恽氏之功伟已，而先生襄赞之力，有足多焉。

先生既佐恽氏治事，复执贽门下，学乃大进。其后，悬壶闸北，求治者踵相接。辛未（1931）遭逢国难，"一·二八"之役，商务印书馆毁于兵变，职工四散，虽因此而业务中落，而学养切深，声誉日隆，兼任上海诸医学院教授，细胞、微菌之新论，踔厉风发，听者忘倦，以故学者翕然风从，咸致景仰。现长新中国医学院教务，主张以中医旧说为基，以科学新法为用，延揽教授，排比课程，中西共冶，咸合教育部公布《医校规程》之律令，一时英才，辈出门下，令新中国医学院声誉为海上诸医学院之冠，得非先生主持之功乎！

先生之学术思想，一本恽氏。尝谓治医当具四理云者，事理、物理、生理、病理，以此治学，不囿于陈腐之旧，不惑矜炫之新；以此临床，病机尺度在握，治疗得心应手。人之病患，不外反应与代偿两件事。反应为人体天热抗病之功能，代偿为人体自然救济之作用。几钱几分之药，非真能疗病也。顺抗病之趋势，知救济之原理，助之以药力，则病退。反是，与体工为难，则并进。此诚医事之精理，可谓要言不繁，知医在创办中医院之益，既如上述，则创办之举，不容复缓。尝闻有“守成不易，创业犹难”之说，然而不为则易者亦难，为之则难者亦易。夫金钱为事业之母，所谓犹难者，在于筹费耳，而筹费之道有三，试列举于下：

1. 向同道募捐：凡属同道，其一生精力所好，皆寄托于国医学术，其生活事畜，亦仰给于是，于恢宏吾道之举，靡不赞成。且同道中以医业繁荣而致巨富者，颇不乏人，向之募捐，必能量力输将。

2. 向社会募捐：旷观社会之中，于与学校、建桥梁等公益之举，提倡赞同者，相背相望，其热心公益，不肯后人。向之募捐，其人果能了解创办中医院，不特为当代之人谋健康，抑且所以发扬国粹，流传永久，使天下后世之人，皆赖国医学术而能向登寿域。以其有独到之处，非西医所可及者在，必能慷慨解囊。

3. 向政府请愿：国立、省立、县立之学校，不知凡几，国立、省立、县立之西医院，亦早有之矣，其所消耗之国币为数可惊。而国立、省立、县立之中医学校、中医院，则未尝闻见。夫国家固有文化，政府应负保护光大之责。今视国医学术，为无足重轻，其他学术，则提倡不遗余力，岂衮衮诸公，厚于彼而薄于此，有所偏袒于其间哉？非也。盖于中医学术，未能有深刻之认识也。日人汤本求真，始业西医，供职医院有年，而长女殇于疫，挽救无方，痛恨殂丧。既读《医界铁椎》，乃发奋学汉医，经十八年，恍然大悟，晚年积数十年之经验，著《皇汉医学》，有“汉医旧学，胜新法良多”之褒语。我政府诸公，若明乎此，则卫生署对中医，必不仅作作消极之取缔，而能为积极之提倡。凡我同人，当联合举国各中医团体，推国医馆领衔，向中央政府请愿，予我中医界如各等公立学校、公立西医院之同等待遇，拨给巨款，以创办中医院、中医学校，治疗病人，研究学术，发扬国粹。中央政府不乏贤明之人，必有核准之希望，惟在我同人努力为之耳。如采用以上三条筹款之法，不屈不挠，再接再厉，向前途迈进，则最近之将来，我国医界，行见大放光明焉，是作者所馨香祷祝者也。

——1936 年《江阴县国医公会五周年汇刊》第 48～50 页

醉　　樵

生平不详。

《内经》脏腑阴阳不得以科学化而废弃说

读《明日医药杂志》二卷二期，西医将《内经》所载“脏腑、阴阳、水火、气化、十二经脉之义”为攻击中医之的，再阅傅孟真侮辱中医之文，爰作此说以辨之。

天之阴阳，日月显象；地之阴阳，水火见形；时之阴阳，寒热表态，此互相对待，自然之理也。人为万物之灵，禀水火结晶而胚胎，受饮食精华而生长。气血有虚实之分，体质有厚薄之别，感六淫之邪者病于外，积七情之伤者病于中，非器械可比。与木石不同，时令之风雨晦明不节，植物犹蒙其灾害，何况气血有情之人，更易致病。而西医必形迹为根据，指“阴阳气化”为妄言，护己之短，说人之非，本无辩论价值，然有不能已于言者。书云“孤阳不生，独阴不长”，以类人身之阳亢阴竭，理显义明，兹姑就最浅近者言之。胃为阳腑，脾为阴脏，胃则体阳而用阴，其气宜降，脾则体阴而用阳，其气当升（考脏象，脾附胃之下层，胆在肝之右叶，其气化运用，脾合肝升，胆合胃降）。升则为阳，降则为阴，阴中有阳，阳中有阴。无阴则阳不化，是谓孤阳，无阳则阴不生，是谓独阴。循至不生不长，虽和缓再世，亦乏挽救之术。所以仲景有理中白虎等方，以治是症之萌蘖。至于其他脏腑，受病传变，万绪千端，何能缕述，非临证实验，融会贯通，不足以尽医者之能事。今趋炎者每谓“阴阳气化”悉是空谈，苟非有科学知识之中医，急宜一律淘汰。试问机械式之诊治，其以人身气血循环置于何地，内伤外感弃于何所。设或不然，必以形迹为标准者，则当称之曰医匠，不得以师字尊之矣。倘中医果将阴阳水火五行气化十二经脉，为惑世欺人之具，则亦早已受天然铲除，不待夜郎自大者之排斥，更不待科学万能之傅先生劳心矣，否则傅先生学问高深，目空一切，以不知为知，次亦愚者所不及也。傅氏谓“我宁死不请教中医的”，又云“目下先把大埠的国医禁止，至少加一重税于那大赚钱的国医，以取寓禁于征之作用”，其痛恨中医之心，无异雠敌。不知中医之心仁、中医之术智与贵族化之医药、自命不凡者，大有区别。夫世会有科学之变，岂人身疾病亦顺应科学而生哉？揆乎昧者之作用，务以百计千思消灭中医为能事。然结果，恐未必达其目的。或曰：“然则西医无所取材欤？”曰：“有之，如解剖之手术、时疫之药针、梅毒之疗治，故有速效功能，但程度各有高下，习科学者未必尽贤，说玄理者，未必尽昧（三十年前无西医未见死亡载道）。”胡竟以窥测之词，将中医一网打尽，任意侮辱，其为垄断计乎，抑为谄媚计乎？不知公道在人，岂能掩尽天下喉舌哉。故其“脏腑、阴阳、水火、气化及十二经脉”之义，不得以科学而废除。

愿诸君对于学术努力研求，对于外辱团结奋斗，毋稍因循，是为至幸。

——1936 年《江阴县国医公会五周年汇刊》第 50～51 页